精神障害と犯罪

精神医学とジャーナリズムのクロストーク

岩波明［編］

南雲堂

精神障害と犯罪◉目次

はじめに　7

パネリスト・略歴　9

はじめに

本稿は、二〇〇七年七月二七日に開催されたパネルディスカッション「精神障害と犯罪—精神医学とジャーナリズムのクロストーク」の内容を収録したものである。

精神障害者による犯罪は、しばしばセンセーショナルに報道され、一般市民の関心も高い。犯罪を犯した精神障害者に対する扱いについては、社会防衛の視点から保安的処分が唱えられる一方で、人権的配慮を求める声も少なくない。しかしながらわが国においては、長い間この問題はタブーとされ、十分な議論が行われてこなかった。欧米では、触法精神障害者に対する特別な処遇施設が一〇〇年以上の歴史を持つにもかかわらず、日本においては、そのような患者は一般の精神病院に任せたままであり、司法・行政当局はまったく関与をしない状態が続いていたのである。

こうした流れが大きく変化したのは、二〇〇一年に起きた大阪池田小における児童殺傷事件がきっかけである。それ以後、重罪を犯した精神障害者に対して新たな司法的なシステムが考案され、平成一七年に「医療観察法」（正式名は「心神喪失等の状態で重大な他害行為を行った者の医療及び観察等に関する法律」）が施行されている。この法律の下では、裁判官と精神科医の合議によって、殺人、放火などの重罪を犯した精神障害者を新たに設立された指定病院に強制入院させることが可能になった。

しかしながら、精神障害と犯罪に関する諸問題については、議論がつくされていない部分が数多い。今回のパネルディスカッションにおいては、精神科医、ジャーナリスト、法律学者、作家、弁護士、福祉活動家など多方面の専門家に参加をお願いし、触法精神障害者、刑法三九条と心神喪失、矯正施設と精神障害、事件報道のあり方、医療観察法などの問題について、活発な討議を行った。

本書の刊行は、厚生労働省科学研究費補助金「こころの健康科学事業　司法精神医療の適切な実施と普及のあり方に関する研究」（主任研究者・小山司北海道大学教授）の援助を受けたものであり、本書の内容はこの研究成果を示すものになっている。

本研究の遂行にあたり主任研究者の小山先生に加えて、埼玉医科大学学長・山内俊雄先生、埼玉医科大学精神科・豊嶋良一先生、リテラジャパン・西澤真理子先生にお世話になりました。記して感謝の意を示します。

パネリスト・略歴

中谷陽二（なかたに　ようじ）　一九四七年、東京都生まれ。一九七二年、東京医科歯科大学医学部卒。法務技官（千葉刑務所医務部・八王子医療刑務所精神科）などを経て、一九八三年より東京都精神医学総合研究所社会病理研究部門研究員。一九九九年二月より筑波大学教授、二〇〇四年四月より筑波大学大学院人間総合科学研究科教授。医学博士。専門は、司法精神医学、精神病理学。著書として、『分裂病犯罪研究』（金剛出版）、『精神鑑定の事件史』（中公新書）、『司法精神医学と犯罪病理』（金剛出版）、訳書に『殺人と狂気』（みすず書房）などがある。

西本幸恒（にしもと　こうつね）　一九七二年、東京都生まれ。東京理科大学理学部卒業後、株式会社文藝春秋入社。「文藝春秋」編集部、「週刊文春」編集部を経て、現在「諸君！」編集部次長。主な担当作品に、『日本国の研究』（猪瀬直樹著、文春文庫）、『脳治療革命の朝』（柳田邦男、文春文庫）、

『特捜検察の闇』（魚住昭、文春文庫）、『プライバシー・クライシス』（斎藤貴男、文春新書）等。大阪池田小児童殺傷事件、佐世保市小六女児殺害事件を現場で取材。現在の専門分野は、韓国・北朝鮮問題。

加古陽治（かこ　ようじ）　一九六二年、愛知県生まれ。東京外国語大学卒業後、中日新聞社（東京新聞）入社。立川支局を経て東京本社社会部で警視庁、調査報道、司法、教育などを担当し、現在はニュースデスク。連載「テロと家族」（米国編を担当）で二〇〇二年度新聞協会賞。共著に『テロと家族』（角川ｏｎｅテーマ21）、『文部科学省』（インターメディア出版）、『あの戦争を伝えたい』（岩波書店）。

山下幸夫（やました　ゆきお）　一九六二年生まれ。一九八九年四月に東京で弁護士登録。著作に、「サイバースペースにおける名誉毀損とプロバイダーの責任」（ＮＢＬ七二三号）、「天皇・皇族の人権享有主体性に関する憲法学説の動向とその分析」（『季刊運動〈経験〉』三号）、「『サイバー犯罪条約』が日本の捜査活動を拡大する」（中央公論二〇〇二年一〇月号）、「国連越境組織犯罪防止条約と日本―国際テロを口実に再編される刑事司法」インパクション一三三号（インパクト出版会）、寺澤有編著『警察がインターネットを制圧する日』（メディアワークス）、現代人文社編集部編『盗聴法がやってきた』（GENJINブックレット08）（現代人文社）、荒木伸怡編『現代の少年と少年法』（明石書店）、「プライバシーの権利の観点から見た個人情報保護法案の問題点」個人データ保護と表現の自由を守る会編『ストップ！　個人情報ホゴ法』（GENJINブックレット20、現代人文社）、村山裕・伊藤俊克・宮城和博・山下幸夫編著『少年事件の法律相談』（学陽書房）、守山正・後藤弘子編著『ビギナーズ少年法』（成文堂）などがある。

入野田泰彦（いりのだ　やすひこ）　上智大学文学部哲学科、途中法学部に転部、同大学法律研究科修士課程修了。化学企業勤務、司法研修所修了後、知財・渉外法律事務所にて弁護士として勤務。これまで精神障害者を被告とした刑事事件を多数担当している。

山本譲司（やまもと　じょうじ）　一九六二年、北海道札幌市生まれ。佐賀県立三養基高校卒。早稲田大学卒業後、菅直人代議士の公設秘書を務め、二六歳で東京都議会議員に。都議二期を経て、国政の場へ。衆議院議員二期目を迎えた二〇〇〇年九月、秘書給与詐取事件を起こし東京地検特捜部に逮捕される。二〇〇一年六月、懲役一年六ヶ月の一審判決を受け服役。二〇〇三年一二月、事件の反省と四三三日間の獄中生活を綴った手記『獄窓記』をポプラ社より出版。同著が新潮ドキュメント賞を受賞。ＴＢＳ系列にてテレビドラマ化（二〇〇五年四月二〇日に放送）。二〇〇四年一一月、『塀の中から見た人生』（安部譲二氏との共著）、二〇〇六年九月、『累犯障害者』を新潮社より出版。現在、東京都内の知的障害者更生施設に支援スタッフとして通うかたわら、執筆活動や講演活動を行なう。また「障害のある受刑者達の出所後の受け入れ施設（シェルター）」づくりに取り組む。厚生労働省「罪を犯した障害者の地域生活支援に関する研究」研究員。

山本輝之（やまもと　てるゆき）　上智大学法学部法律学科卒。上智大学大学院法学研究科博士後期課程単位取得満期退学。帝京大学法学部助教授、名古屋大学大学院法学研究科教授をへて、平成一九年四月より、明治学院大学法学部教授。刑事法、医事法を専門とする。著書に、『触法精神障害者の処遇』（信山社出版）、『臓器移植法改正の論点』（信山社出版）『ロースクール　刑法各論』（信山社出版）などがある。

森功（もり　いさお）　一九六一年、福岡県生まれ。岡山大学文学部卒、伊勢新聞社、テーミス社などを経て、一九九二年新潮社に入社。二〇〇三年「週間新潮」次長からフリーランスのノンフィクション作家に転進した。著書に、『黒い看護婦』（新潮社）、『サラリーマン政商―宮内義彦の光と影』（講談社）などがある。

島田荘司（しまだ　そうじ）　一九四八年、広島県生まれ。武蔵野美術大学卒。『占星術殺人事件』を一九八一年に刊行、その後『斜め屋敷の犯罪』『奇想、天を動かす』『水晶のピラミッド』など次々と意欲作を発表し、日本のミステリー界における第一人者となる。以後、多くの新人作家のデビューに尽力するとともに、死刑廃止や冤罪問題などにも関心を寄せ、『秋好英明事件』や『三浦和義事件』などの現実の事件を題材にとった作品も発表。さらに日本人論について説いた著作もみられ、多彩な分野で活躍。代表作としては、前出のものに加え、『涙流れるままに』『龍臥亭事件』『魔神の遊戯』『ネジ式ザゼツキー』『摩天楼の怪人』などがある。二〇〇八年には講談社から大河ノベルを刊行。

岩波明（いわなみ　あきら）　一九五九年、神奈川県生まれ。東京大学医学部卒、精神科医。都立松沢病院、東大病院精神科、昭和大学病院精神科などをへて、現職は埼玉医科大学精神医学教室・准教授。著書に、『狂気という隣人』『狂気の偽装』（新潮社）、『自我崩壊』（講談社）、『思想の身体　狂の巻』（共著、春秋社）『うつ病』（ちくま新書）など、訳書（共訳）に『精神分析に別れを告げよう』（批評社）、『内因性精神病の分類』（医学書院）などがある。

パネルディスカッション

精神障害と犯罪

精神医学とジャーナリズムのクロストーク

岩波　本日はお忙しいところご来場いただき、ありがとうございました。私は事務局及び本日の進行役を務めます岩波でございます。

本日のテーマである「精神障害と犯罪」は、精神医療の中でもジャーナリズムにおいても繰り返し話題にされてきたものです。

一たん精神障害者による大きな事件が起きますと、この問題はいつもセンセーショナルに報道されます。しかし多くは一過性で、根本的な議論がなされることはこれまで十分にありませんでした。

精神医療においても事情は同様です。触法精神障害者の状況は長い間変化が見られず、問題が放置されてきました。殺人などの重罪を犯した患者をなぜ一般の精神科病棟で扱わなければならないのか、私自身もいつも疑問に感じておりました。

二〇〇五年に医療観察法が施行されたわけですけれども、これは精神障害と犯罪の問題を大きく変化させるシステムです。ただ、残念ながら、この法律も精神医療内部の努力によって生まれたものではなく、池田小事件という重大犯罪によって、いわば外圧のようなものによって制定が可能になったものです。

今回、厚生労働省の研究班の活動の中で、多くの分野のエキスパートの方々にこのパネルディスカッションに参加していただくことができました。精神障害と犯罪に関するさまざまなテーマについて、それぞれの立場から率直なご意見を伺いたい、いろいろ勉強させてほしいというのが主催者の希望であります。

それではパネラーの方々をご紹介いたします。まず初めに筑波大学の中谷陽二先生。中谷さんは日本の司法精神医学の第一人者として活躍されております。中谷さんには議論の口火となるお話をしていただく予定です。次に文春『諸君!』編集部の西本幸恒さん。西本さんは『週刊文春』の記者時代に池田小事件などの取材を経験されており、そうしたお話を伺えるものと思います。さらに、『東京新聞』社会部の加古陽治さん。加古さんは、新聞記者の立場から精神障害者と事件報道のあり方のお話をしていただきたいと思っております。

次にノンフィクションライターの森功さん。森さんは『週刊新潮』時代に事件記者として多くの犯罪を取材されたご経験をお持ちです。犯罪・事件の取材の現場に関してお話を伺えればと思っております。続きまして、元衆議院議員で福祉活動家の山本譲司さん。山本さんには、知的障害者、精神障

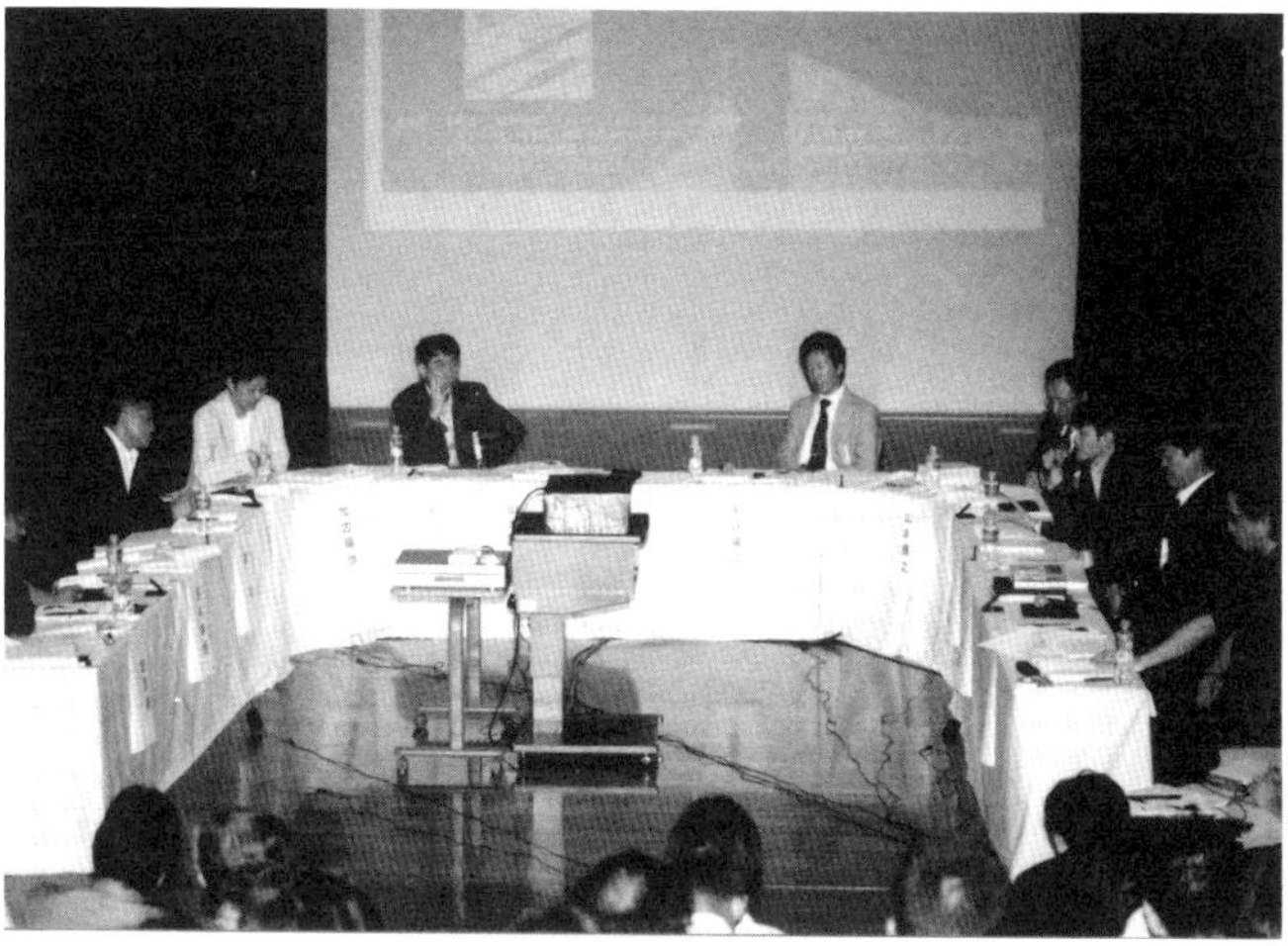

害者と矯正施設という観点から後にビデオを交えてお話ししていただく予定です。次に明治学院大学の山本輝之先生。山本さんは触法精神障害者に関する法律的問題の専門家でいらっしゃいます。諸外国の制度についていろいろお話をしていただければと思います。

弁護士の入野田泰彦さん。入野田さんは、通常の弁護業務の傍ら、多くの精神障害者の事件を扱ってこられました。今日は法廷という現場での実態をお話ししていただければと思います。同じく弁護士の山下幸夫さん。山下さんには特に少年犯罪の問題について論じていただこうと思っております。最後に作家の島田荘司先生。島田さんは日本のミステリー界の第一人者であるとともに、三浦事件などのドキュメンタリーの分野でも活躍されてきました。今日は、事件報道のあり方、フィクションやインターネットと現実の事件のかかわりなどについてお話を伺いたいと思っております。

それではまず中谷さんに話の口火を切っていただきます。よろしくお願いいたします。

中谷　こんにちは。大変たくさんの方がお見えで、いろいろな関心でおいでになっていると思うんですが、このイベントはチラシというかポスターが強烈でして、そういう話を期待しておいでになっている方もいらっしゃるかと思うんですけど、私の話は極めて地味な話題提供になると思います。

それから、それに関連して申し上げたいのは、いわゆる凶悪な犯罪といいますか、新聞の社会面にドサンと報道されるような異常な犯罪、スキャンダラスな犯罪というのが必ずしも精神障害者の犯罪ではない、イコールではないということですね。精神障害でも何でもない人の犯罪のほうがよほど凶悪です。例えば夕べのニュースで、自分の息子に一億何千万かの保険金をかけて殺害したなんていうものがありましたけど、精神障害の人は決してそういうことは、しませんというかできません。

私は、精神科医になって駆け出しのころにプリズン・ドクター、刑務所の医師を三年ほどやっておりまして、山本譲司さんとはちょっと立場が違うんですけども、多少、塀の中の世界を知っているという者であります。

私がこういう問題に関心を持つようになった発端がその経験でありまして、私がいたのは長期受刑者専門の刑務所です。すべて無期懲役、あるいは懲役一五年、二〇年という人ばかりで、その中にかなり、精神障害を持った人、統合失調症、以前は精神分裂病と言っていましたけれど、統合失調症と名前が変わっただけなんですけれども、そういう受刑者がかなりいました、私はそれまで大学病院でいわゆるアカデミックなことをやってきたんですが、そういう非常に重い現実に直面して大変ショックを覚えたというのが、そもそものこういう仕事に興味を持った発端であります。

それで、ディスカッションの前提として、ある程度基本的な事柄を押さえておかなければいけないと思うので、多少退屈な話になるかもしれませんけれども、おつき合いください。

精神障害、あるいは精神障害が疑われる人が法律に触れる行為をしたという場合に、医療に行くか、刑罰に行くか、こういう二つの道が単純に言えばあるわけですね。で、どこでそれは決まるのかということが「責任能力の有無」ということで、これがフィルターになっているわけです。

医療に行った場合には、従来の制度ですと都道府県知事による措置入院ということになり、精神保健福祉法という法律のもとで医療がされていくというわけですね。この場合にはもう、刑法であるとか刑事訴訟法であるとか、裁判所とか、そういったものは全くかかわりがなくなりまして、一般の精神病院の中で治療はされていくということであります。フィルターの部分、責任能力の有無ということについて、そのために行われるのが精神鑑定です。

これも全く教科書的なことですけれども、責任能力について、日本の刑法はこういうふうな法律上の文言ですね、刑法三九条というのがありまして、「心神喪失者の行為は、罰しない」「心神耗弱者の行為は、その刑を減軽する」という規定がございます。これは明治四〇年にできた現行刑法です。四一条に「一四歳に満たない者の行為は、罰しない」、いわゆる「責任年齢」という規定がありまして、これは後ほど少年法に関連して話題になるかもしれませんけれども。

責任能力に関してはこの二つの規定があるんで、お気づきのように四〇条が抜けているんですが、なぜ抜けているかというと、もともとそれは聾唖《ろうあ》者だったんですね。聾唖者については罰しないというふうな規定があったんですけれども、聾唖者については、いろいろ教育であるとか、それからいろんな補助手段なんかができて、刑事責任に関して特別扱いはしないということで四〇条は削除されております。

それでは心神喪失、心神耗弱とは何だろうかということですけれども、大審院という戦前の、現在の最高裁に当たるところで判例がございまして、昭和六年、ある殺人事件についてなんですけれども、心神喪失は、精神の障害により事物の理非善悪を弁識する、あるいはこの弁識に従って行動する能力のない状態、心神耗弱はその著しく減退した状態ということで、物事のよしあしを区別することができるか、その区別に従って自分の行動をコントロールできるかどうかということで、二つの能力ということで、簡単に弁識能力、制御能力というふうにも言われております。

こういう制度は実は近代以前からありまして、江戸時代の将軍、徳川吉宗の時代ですね、その当時の、現在の刑法典に当たる『御定書百箇条』の中に、「乱心にて人を殺し候とも」とあります。精神病の状態で殺人を犯した、で、「下手人となすべく候」とありますけれども、下手人というのは六種類の死刑がありまして、一番軽い死刑で、ただ首を切るだけという。ですから、精神病で殺人をやっても、精神病でも基本的にはこれは死刑だ、ただ一番軽い死刑なんだということです。

だけども、「乱心の証拠が確かにこれある上」ということですね、精神病の証拠がはっきりしている、それから「殺され候ものの主人並びに親類等」、被害者の雇い主といいますか、それから親類などがいわゆる助命嘆願をした場合には、刑罰を軽くすることについて上のほうに伺いを立てるというふうなことで、同じ犯罪でも精神障害者に関しては寛大な刑罰を下すというようなことが、既に江戸時代の刑法典に存在したわけです。

もっとさかのぼって、奈良時代の養老律令に既にあるというふうなことも聞いておりますけれども。

外国ですけれども、イギリスでは一八四三年にマクノートン準則、マクノートン・ルールというものができまして、これはある事件が発端で、それについての裁判所の判決なのですけれども、マクノートンというのは、このルールをつくった人ではなくて事件を起こした犯人なんですね。その当時の保守政党のトーリー党という政党が自分をつけねらっているというふうな追跡妄想を持ちまして、やられる前にやってしまえというのでトーリー党の党首をねらってピストルを発射したんですが、実は人違いで党首の秘書を殺害してしまった。

要するに妄想に基づく犯罪だったんですけれども、これについて裁判所が、やっていることの性質がわからない、あるいは、何をしているかということはわかっても、それが悪いことだということがわからない、精神疾患によってそういう状態であるのであれば刑罰を科すことはできないということで、この人は無罪になって、いわゆる特殊病院と言いますけれども、犯罪を犯した精神障害のための病院に刑務所のかわりに送られたということで、何十年か後の写真が、いかにもそれらしい顔つきになっております。

ドイツですと、ドイツが統一されて最初にできた刑法典は一八七一年ですけれども、そこに、「意識喪失または精神活動の病的障害で自由な意思決定なし」とあります。病気のために自分の意思を自由に決定することができないという場合には、その行為は刑罰に当たらないんだというふうなことがあります。

いろいろ定義の仕方は違うんですけれども、世界各国でこういった責任能力についての規定が近代になって整備されてきたということであります。

責任能力のために行われるのが鑑定だというふうに申しましたけれども、鑑定というのは、刑事訴訟法に、特別の学識経験を持つ者が行う法則や事実についての判断とありまして、裁判官というのは何でもわかるわけではないですね。裁判官がＤＮＡとか血液型とか毛髪の鑑定をするということはできないわけで、そういう場合には法医学者に意見を求めるということ、これが鑑定であります。

その中の一つが精神鑑定ということでして、責任能力の判定、それから、必ずしもそれだけではなくて、犯罪の原因がわからない、動機がわからないという場合に、精神科医が、精神医学をもとにして、それについての意見を裁判所に提出するというのが精神鑑定であります。

どう判断するかなんですけれども、一つは、精神障害があるかないか、それがどういった種類で、どういった程度であるかということですね。で、その精神障害が、先ほど言いました弁識能力、それから行動をコントロールする能力にどういう影響を与えているのかということを明らかにして、これが刑法三九条の心神喪失・耗弱に該当するか検討します。こういうふうに考えていくわけですけれども、特に確認したいのは、責任能力であるとか、心神喪失であるとか耗弱であるとかいうのはあくまで法律上の概念で、医学的な概念ではないわけですね。

例えば病名「心神喪失」なんていうことはあり得ないので、我々はカルテの病名欄に心神喪失なんてことは絶対書かないんですね。これは病気の名前でもなければ、症状をあらわす言葉でもない、あくまでこれは法律上の概念で、したがってこれを判定するのは裁判官であったり検察官であったりして、鑑定人であるところの医師は判定のための資料を提供する立場であるということであります。時々誤解されるので、精神科医が登場して、この人は無罪であるとか、ないとかいうふうなことまで、まるで鑑定人が決めてしまうというふうに印象を持たれるかもしれませんけど、決してそういうことはないんですね。

どんなことをするかなんですけれども、鑑定の依頼が来たという場合に、一つは、記録、捜査記録、裁判の記録ですね、これが段ボールか何かに詰められて送ってこられまして、これをしっかり読むということから始めます。

それから、問診をしたり行動観察をしたり。さらに心理検査を行ないます。これは非常に大事なんですけれども、知能の程度であるとか、その人のパーソナリティーであるとかいうふうなことを検査しまして、必要に応じて脳波であるとかＣＴであるとかそういう検査をする。そしてさらに、特に発達障害が疑われる場合には学校の在学中の記録というのは大変大事になります。それから、病歴があれば過去に入院した病院からの資料を手に入れます。こういったことは高度な個人情報ですので、我々、勝手に調べる、取り寄せるということはできないので、必ず裁判所なり検察庁を通じて照会をしております。それから家族から情報収集をするということで、これを総合して鑑定書を作成するんですね。

で、鑑定書を書留速達で裁判所に送りまして、やれやれということなんですけれども、一月ぐらいするとこういう手紙が舞い込んできまして、証人召喚状、茨城県どこそこの証人、中谷陽二、被告人だれそれに対する殺人未遂被告事件について、あなたを証人として尋問する旨決定しましたので、平成一九年三月四日午前一〇時〇〇分、当裁判所四〇六号法廷四階に出頭してください、平成一九年一月一五日、何とか地方裁判所、裁判官だれそれ、こういう召喚状が来ます。要するに証人尋問をされるんですね。鑑定書を書いた、出した立場として、裁判の証人として尋問されるという立場になる。

これが実は非常にストレスフルでありまして、なぜかというと、裁判というのは、検察側、弁護側という対立構造をなしていますので、こちらはそのつもりはないんですけれども、結果的にどちらかに有利になって、どちらかに不利な結果に、鑑定書がそういうふうに読まれることになるので、鑑定書の結果がどうも気に食わないという、検察側であったり弁護側であったりするんですけれども、そっちサイドから非常に執拗な質問攻めが来るということがあり、一番私の長い経験ですと、トイレ休憩を挟んで四時間尋問が続いたというふうなことがありまます。相当体力が要求されるということです。

それで、その結果をもとに裁判所が判決に行くわけですけれども、これが終わってやれやれと思っていると、しばらくして、新しい証拠が見つかったからもう一回証人尋問をやりますというような連絡が来たりすることもあります。一つの鑑定を終えるというのは大変なのです。

裁判の中で我々が、精神科医ですね、質問攻めにされる、いろいろ証言を求められるということですけれども、ある精神科医が書いた文章を持ってきたんですけれども、法廷で証言する精神科医は、茶化され、冷笑され、反駁され、行く先々に落とし穴を掘られることを心しなければならないと。これはだれが言ったかというと、アイザーク・レイというアメリカの精神医学の草分けの人で、一八五一年の本に書いてあります。基本的にこの構図は変わっていません。大変しんどい話であります。我々は法律に関してはむしろ素人ですので、法廷の駆け引きみたいなのがあるのですが、それにもみくちゃにされるという、あまり愉快でない体験をすることになります。

そういうことがありまして、現状はどうかということなんですけれども、『犯罪白書』を見ますと、心神喪失者及び心神耗弱者として認められた人の数についてお話しします。一つは不起訴ですね。検察官が裁判に持っていかないということで不起訴処分にしてしまうケースがあります。それから、裁判になって、そこで精神鑑定などされまして、心神喪失であればこれは無罪です。犯罪ではないわけですから当然無罪になるんですね。それから、心神耗弱ですと刑を軽くされるというふうな、こういう場合があるんですけれども、大多数は検察の段階で処理されているわけですね。

起訴するか、しないかということは検察官の裁量で決まる部分というのがありまして、いわゆる起訴便宜主義と言いますけれども、それがもとにありまして、裁判で責任能力が問題になって心神喪失で無罪というケースというのは平成一七年でただ一件です。大体毎年ゼロないし多くても二件ですね。これだけでもう新聞の社会面に載るというふうなぐらいまれなケースです。

なぜこうなるかということですけれども、とにかく検察官は無罪にしたくない、したがって心神喪失にしたくないということで、打率一〇割をねらってくるわけですね。起訴して裁判にしたからには有罪にしたい。実際、日本の裁判というのは九九・九％が有罪だというふうに聞いております。ですので、時々、明らかに心神喪失なのだけれども、それ以前のフィルターをくぐり抜けて裁判になるケースというのはあるんですね。そういうケースでも検察官は絶対心神喪失を認めない。そういう鑑定書を出しますと、もうとにかく大変ですね。周到に準備をしてきて鑑定人をたたきつぶすというふうな、そんなことになりまして、大変なバトルになります。そういう結果もあって、裁判での心神喪失者は少ない。

こういう起訴便宜主義によって処理されていることは果たしていいのかどうか。ずっと過去から見ていきますと、こんなに少なくなかったんですね。二けたぐらいの心神喪失の例があったんですが、ある時期からなぜか非常に少なくなってきたというふうなことがあります。恐らく検察側のポリシーが背景にあるのではないかと思うのですけれども、私は、もっと裁判――裁判というのは公開ですね、公開の裁判の場で責任能力を争うというふうなことがあっていいんじゃないかというように思っています。

というわけで、先ほど岩波さんからご紹介がありましたけれども、新しい法律ができまして、従来のやり方だけでは、つまり、都道府県知事の命令による措置入院ということは、要するに一般病院でほかの患者さんと基本的に同じ医療をしていくということですけれども、それではいろいろ限界もあるし問題も多いというふうなことで、直接の発端は、池田小学校事件なのですけれども、平成一五年に制定されて、平成一七年から施行されている、長い名前の法律で、「心神喪失等の状態で重大な他害行為を行った者の医療及び観察等に関する法律」、通称、医療観察法というふうに呼んでおります。

これは簡単に流れをシェーマにしますと、重大な他害行為ですね、これは軽くちゃいけないんですね、重大な他害行為をした。で、心神喪失、心神耗弱で検察官が不起訴にしたか、あるいは裁判になったんだけども、その場で無罪あるいは刑の減刑をされたという場合に、検察官によって地裁に申し立てがされまして、地裁で審判となる。そのときに鑑定を行う。それで決定して治療が始まるという形で、従来の方式と何が大きく違うかといいますと、従来、検察官が都道府県知事あてに通報していたんですが、地方裁判所に変わりました。基本的に裁判所という場において決定がされていくということは大きな違いです。で、地裁の審判ということなんですが、これは裁判ではない、少年法の審判みたいなものだというふうに普通説明されておりますけれども、裁判官一名、それから特別な資格を持った精神科医が一名という、一名、一名で同じ対等の立場で審判をします。

もう一つ違うのは、この制度のための専門の施設というのが全国につくられておりまして、そこで治療が施されるということで、従来の一般病院を使っていたというのとは全く違って、なおかつ、この場合ですね、通院の場合には保護観察所が関与するんです。保護観察所という刑事司法機関が関与するというふうな点でも大きく違っております。

で、重大な他害行為というのは、法律の文言では「対象行為」と言っておりますけれども、殺人、放火、強盗、強姦・強制わいせつ及び傷害の行為に当たるものです。したがって、盗みをしたとか、暴行を加えたんだけれども傷を負わせなかったというふうなケースは、いくら精神障害であっても、これは医療観察法のレールには乗らないということになります。

で、どういう場合にこれが適用されるかなんですけれども、「対象行為を行った際の精神障害を改善し」、例えば統合失調症で妄想を持って傷害事件を起こしたという場合には、統合失調症の妄想というのが精神障害なんですけれども、それを改善し、「これに伴って同様の行為を行うことなく、社会に復帰することを促進するために入院をさせてこの法律による医療を受けさせる必要がある」ということで、社会復帰が目的なのです。社会復帰が目的なのですけども、その際に、他害行為を繰り返さないようにしながら社会復帰をさせるということがこの法律の目的です。

裁判所は鑑定を命令しまして、それをベースにして決定を下すわけですけれども、選択肢は三つありまして、一つは医療のために入院させる。もう一つは入院によらない医療を受けさせる。これは言いかえれば通院ですね。通院医療を受けさせる。通院医療を義務づけるということですね。それから、この法律による医療を行わない。ですから、この場合には医療観察法は適用しないということです。

大体、年間二五〇人ぐらいが既に医療観察法の適用を受けていまして、ですから、恐らく現在まで四百数十名だろうと思いますけれども。正確な数字は持ってこなかったんですけれども、入院がどれくらいだったですか、三分の二ぐらいでしょうかね。必ず入院になるというわけではなくて、通院になったり、あるいはそもそも医療を適用しないというケース、申し立てられたんだけれども適用しないというケースも決して少なくないというのが現状です。

ただ、医療観察法は決して万能ではないということは、あくまで実際にそのような他害行為を行った人が対象なわけですね。これからやりそうだという人は、それだけでは決して対象ではない。あくまで実際にやってしまったという方が対象であります。

ある法務省の資料を持ってきたんですけれども、殺人あるいは殺人未遂で精神障害で心神喪失により不起訴とされた一〇一名、平成一一年なのですけれども、その一〇一名の人たちの犯罪の前科・前歴を見ますと、なしが八六%ということで、圧倒的に初犯者といいますかね、初めてやった最初の行為ですから、したがってこの部分は医療観察法で防ぎようがないんですね。最初の行為というのは防ぎようがないので、これに関しては、医療全般、例えば精神科の救急体制というふうなことを充実していくということで対応するしかない。決して、医療観察法をつくったから精神障害者の犯罪がぐっと減るなんていうことはあり得ません。

もう一つ、医療観察法から外れる部分ですけれども、矯正施設、刑務所ですね、刑務所の中に精神障害者が実際に存在しているということで、医療観察法に行かずに、刑務所、つまり刑罰、刑事罰を受けるという方向に行ってしまう人が実際に存在するわけです。

これは平成一七年ですけれども、新受刑者総数三万二七〇〇人、そのうち精神障害者が二〇〇〇人というふうなことで、『犯罪白書』の数値なんですけれども、その内訳としては、「知的障害」、「精神病質」、現在は人格障害と言っていますけれども、「神経症」、ノイローゼですね。それから、「その他の精神障害」、恐らくこの中にかなり、統合失調症であるとか、うつ病であるとか、認知症であるとか、そういう人が含まれていると思うのですけれども、実際にこれだけの数の人が受刑者の中に、精神障害受刑者という人たちが存在している。こちらの世界に入ってしまうと、これは全く医療観察法は適用されていないというふうなことで、この人たちの実態もよく考えなければいけないということになります。

あるおもしろい論文といいますか報告がありまして、『矯正医学』という雑誌に載った、精神障害無期囚に関する考察という論文があります。

平成一〇年末に全国で無期囚が九六四人いる。そのうち三〇年以上刑務所にい続けている人が四〇名。さらに四五年以上という人が四名いたということですね。これは必ずしも精神障害かどうかというのはわからない、ここからだけではわからないんですけれども。で、無期囚の場合、無期懲役の判決を受けて刑務所の中で発病したり、あるいは既に発病していたものの症状が悪化するというふうなケースがありまして、それは精神障害受刑者、精神障害無期囚というふうに言えるわけですけれども、そうなった場合どうなるか、この人たちはどうなんだろうということなんですが、刑法二八条に「無期刑については一〇年を経過した後、行政官庁の処分によって仮に出獄を許すことができる」という規定がございます。

つまり、無期刑というのはあくまで期間が決まっていないということであって、終身刑ではないわけですね。出るチャンスがあるんです。一〇年を経過すれば出るチャンスがある。そのチャンスというのはどういう条件によるかということですけれども、悔悟の情、更生の意欲、再犯のおそれがない、出た場合の引受人、帰住地が確保されているというふうな、こういう要件がそろいますと、行政のほうの処分によって仮出獄、社会に出ることはできるのですけれども、これはあくまで健康な受刑者を対象として想定された制度です。

精神障害になってしまいますとこういう条件はほとんどかなえることはできないというわけで、無期懲役で、なおかつ精神障害になりますと、社会に戻るチャンスは非常に限られてしまうということです。私も、冒頭に述べましたように、長期受刑者の中で精神障害の人を見て非常に衝撃を受けたと申しましたが、そういう人が存在するんですね。

じゃあ、医療刑務所というのがあるけどそれはどうなんだということですけれども、これは全国に四カ所、一般の刑務所と違いまして、医療のためにつくられた医療施設としての刑務所ですが、全国に四カ所あります。これは、専門的治療処遇を必要とする者が一般の刑務所からこちらに送られて、その病気――これはもちろん精神障害だけではなくて、体の病気ですね、肝硬変であれ胃潰瘍であれ、そういったものを含めて、一般刑務所では対応できないような病気の場合に医療刑務所に送られるということです。

で、精神科のドクターの中でもよくこういうふうなことを言う方が多いんですけれども、刑務所にだって医療刑務所があるじゃないか、医療刑務所で治療は受けられるじゃないか、だから、精神障害であってもどんどん有罪にして医療刑務所に行けばいいんじゃないか、というふうなことをおっしゃる方が多いんですね。それは全く医療刑務所というものを誤解している。実態をご存じない。

なぜかというと、医療刑務所はあくまで刑務所なのです。したがって、そこにいる人は、病人であってもあくまで身分は受刑者なんですね。受刑者ということは、監獄法、現在は受刑者処遇法という、その法律によって完全に縛られている。多少、若干ソフトにはさせるかもしれませんけど、基本的に受刑者処遇法という法律によって縛られた立場です。医療刑務所ですから、刑務官、矯正職員という人がたくさんいらっしゃいまして、刑務官の人たちが、彼らの使命は規律の維持ですので、そういう面で必ずしも医療的な面で配慮されない、はっきり言うとかなりやりづらいんです。

私も一年ほど医療刑務所におりましたけれども、例えば問題行動をどうとらえるか。受刑者が自分の独居房の扉をガンガンけったり、たたいたりした。我々医療者であると、ああ、これは病気の症状が悪くなったな、あるいは何かストレスフルな原因があるんだろうなというふうなことで、そういう対応を考えるわけですけれども、刑務官の立場からすれば、ドアをたたく、けるというのは、これはルール違反なんです。即、懲罰の対象なんですね。そういう場合に、医療側は、いや、これは病気が悪くなったんだから何とか、例えば薬を処方を変えてとか言うんですけども、刑務官のほうは、これはもう懲罰をやるしかないというふうなことで、特別な房に入れられてしまう、あるいは最悪の場合は革手錠をはめられるというふうなことにもなる。大変医療がやりにくいところです。

もう一つは、刑務所社会の中の病院ですから、戻るところは刑務所なんです。もといた刑務所に戻る。病気が治ればもといた刑務所に戻るということで、決して医療観察法みたいに社会復帰を目的としたところではないのですね。そういうことでやはり制限があるというわけであります。

最後に、今申し上げたのは、塀の中にも精神障害を持った人は決して少なくないという話なんですけれども、これはもっとシリアスな話で死刑が絡んでまいります。最近報道でごらんになった方はおられると思うんですけれども、池袋通り魔事件という、池袋の繁華街で刃物を持って通り魔をし、二名殺害して数名にけがを負わせたという事件で、最高裁判決が四月に下されております。私はこの事件について意見書を弁護人から依頼されまして書いておりますので、そういう立場で若干触れたいと思います。

一審で精神鑑定がされまして、このときには人格障害で、ただ、ただし書きみたいなのがありまして、かなり含みが持たされているのですね。どういう含みかというと、現時点では統合失調症――当時は精神分裂病と言っていましたけれども、精神分裂病とは診断できないと。なぜかというと、これは医療関係の方はよくご存じだと思うんですけれども、統合失調症というのは徐々に徐々に病気が進んでくる病気ですので、初期のころは、これは単なる人格のゆがみなのか、それとも統合失調症が始まって発病しているのかというのは、大変見分けが難しいんですね。

通常の医療ですと、とりあえず人格障害と診断して、ただ、今後、統合失調症が本格的に発病する可能性があるということを考えながら経過を見ていくわけですけれども、裁判での鑑定というのはある時点までに鑑定結果を出さなければならないから、それはできない。このときに鑑定をされた先生も、そういう含みを持たせて、ただ現時点では人格障害だというふうに診断をしております。このときに弁護側は独自に意見書を別の医師に依頼しまして、その医師は統合失調症というふうに診断している。

判決は、鑑定結果の人格障害というところを取り上げて、完全責任能力——人格障害というのは、人格のゆがみであり、人格の極端な偏りですから病気ではないということで、もしそうであれば確かに完全責任能力なのですけれども、それで死刑を判決しております。

で、二審、東京高裁ですけれども、このとき再鑑定は施行しないということで、弁護側からまた別の医師に依頼して意見書を作成しておりますけれども、それは統合失調症という診断です。判決はしかしその意見書を否定しまして完全責任能力としました。で、一審どおり死刑ということで、最高裁に上告されて、そのときに私が意見書を書いております。要するにこの事件はどう見ても最大の争点は責任能力、最大というか唯一の争点は責任能力、そういう事件なのですね。

私は、意見書というのは裁判所の正式な鑑定ではございませんのでいろいろ制約があって、面接なんかも拘置所に行って一般の面会人と同じ扱いで、アクリル板越しに話をするという、それも三〇分と限られて大変やりづらいんですけれども、非常に膨大な資料を検討しまして、現在、犯行から既に七年たっておりますが、ほぼ確実に統合失調症と言える。振り返ってみれば症状が犯行の動機や遂行と密接に関連していたのではないかと、したがって二審の判決は診断等に多々疑問があるというふうな意見書を書いております。

どんな人かといいますと、実名が報道されているので出しちゃいます、造田博さんというんですけれども、彼は拘置所の中で毎日何をしているかというと手紙を書くんですね。支援者に対して手紙を書いて、その手紙の内容というのは彼の宗教なんです。造田博教という宗教を自分でつくって、その宗教のバイブルみたいなものを毎日毎日書いて、膨大な手紙を自分の支援者に送っているのですけれども、中を見ますと荒唐無稽です。同じことの繰り返しで、造田博教というのは、ある会社をつくって、その会社はどんな事業をやるかと。要するに、自分が現在、死刑判決を受けて上告している立場なんて、全く関心の外に行っちゃっているんですね。それぐらい現実から離れちゃっている人です。

面接をしても、質問に答えるまでが……。質問するんですけども、横を向いたままずっと黙っていて、答えないのかな、質問がわからなかったのかなと思うと、三〇秒ぐらいして、ぼそぼそ、ぼそぼそと話すような人で、面接の最後に私が「今何が一番心配ですか」、そのときも答えないんです。三〇秒ぐらいして彼が言ったのは、「あしたの散髪です」。拘置所というのは散髪の曜日が決まっているんですね。あした散髪があるということが一番自分の気がかりだと。自分は最高裁に上告していて、これが却下されたらもう即死刑が確定なのに、当然私はそういう答えが来ると思って質問したんですけど、全くそういうふうなことに関しては無関心になっているぐらい病気が重い。これは恐らく、ある程度の臨床経験のある精神科医であれば、五分面談すれば診断できるぐらいの統合失調症です、と私は思っています。

ところが、最高裁の判決は、上告棄却で死刑確定です。なかなか裁判所は厳しいですから、私がそういう意見書を書いても認めてくれない可能性も十分あった。それならそれで、それを否定する、つまり責任能力を肯定するということについて大論文の判決が出されるのかなと思って、半ば期待して見ていたんですけれども、弁護人から送られてきた判決文は何とA４用紙二枚。で、名前とか日付を取っちゃうと実質的に一枚半ですね。それぐらいの至って簡単なもので、なおかつ、最大の焦点、あるいは唯一の争点は責任能力というふうにさきに申しましたけれども、この判決文の中に、精神障害について、責任能力について全く触れてないですね。統合失調症のトの字もなければ、責任能力のセの字もない。あとは死刑判決の常套句だけです、決まり文句だけです。

確かに、意見書というのは弁護人の私的なものですので、それに裁判官が拘束される必要はないんですね、法律上は。だから引き出しに入れちゃっても構わないんですけれども、しかし、こういうケースで何でこれを、責任能力について一言も触れないで上告棄却、死刑確定なのかというふうなこと、大変これ、疑問を私はいまだに持っております。

以上、いろいろ申してまいりましたが、事件というのは加害者もいれば被害者もいるわけですね。私はこういう立場ですからずっと加害者の話をしてまいりましたけれども、一体、被害者にとって何なのかと。やはり被害者にとってはこれは全く理不尽この上ないことでありまして、ですので、どうするか。せめてできることはといえば、これは「悲劇を教訓に」というふうに書きましたけれども、事件が起きた場合に、その背景にある問題を掘り起こして実効性のある対策を立てれば、まだ事件を生かすことができるのではないかと思うので、最後に、こういう場ですのでマスコミに一言苦言を呈させていただきます。

これはパンフレットのほうに書きましたけれども、かつて私が鑑定をしたシンナー乱用少年の事件があります。これは幼稚園児を襲って殺害したという非常に悲惨な事件ですけれども、シンナー乱用をずうっと続けていて、なおかつ、ほとんど、悪い言葉ですけど、いわゆる野放しだったのですね。シンナー乱用に対して何ら対策がされていない。で、最後に中毒状態になって通り魔をやってしまったということなんですが、こういう場合に何が教訓かといいますと、紛れもなく、間違いなく、シンナー乱用対策をどうするかということだと思うんですね。

ところが、この事件のときには、被害者が少年であったにもかかわらず実名で報道した雑誌があった、で、それに対して弁護団が逆に訴えたりなんかして、とにかくマスコミの論調は「実名報道、是か非か」、これ一色です。で、シンナー乱用対策をどうするかなんてことはそれにかき消されたという、だれも何も言わない。これはシンナー乱用対策を進めていくための絶好のチャンスであった。ところが、そういう形でマスコミのレベルでは全くそれがない。もちろん実名云々というのは大事な問題だと思いますけれども、事件の本質ではないと思いますね。こういうマスコミのあり方はちょっとどうかなというふうに思っております。

というわけで、いろいろまとまらない話だったんですけれど、会場の中には医療現場あるいは福祉現場で活動しておられる方も多いと思うので、ぜひ後で補足なり、あるいは私の話の間違っている点、足りない点など補っていただくとありがたいと思います。どうもありがとうございました。（拍手）

岩波　ありがとうございました。中谷先生、一言だけちょっとお伺いしてよろしいでしょうか。先ほど先生は池袋の通り魔事件のことをお話しになったと思うんですけど、この事件はノンフィクションとして単行本も出ておりますし、それからたしか映画化された『疾走』という小説のモデルにもなったと言われている、かなり世間で有名な事件だと思うんですけれども、私個人から見ましても、あるいは一般の精神科から見ましても、加害者は明らかに統合失調症だろうというふうに考えられるわけです。しかしながら、どうして裁判所はそれだけ明らかなものを無視してこういう判決を出すのでしょうか。その辺、先生のご意見をお聞かせ下さい。

中谷　これはもう、初めに結論ありきだと思いますよ。せっかくですから多少つけ加えますけれども、裁判官が鑑定書をどう読むかなんですけれども、やはり自分の結論に合った部分を読み取ろうとするんですね。ですから、鑑定結果の中の自分の結論に合ったところだけをピックアップして、逆にその結論に合わないような鑑定が出ると再鑑定をして、それでも自分の結論に合わないと再々鑑定をして、裁判官の結論に合致するような鑑定が出たところで終わりというふうなことがあるのです。ほんとに、なぜなのって私もよほど聞きたいぐらいなんですけれども、これはやはり裁判のロジックとしか言えないです。

岩波　日本の司法精神医療の現状と問題点をコンパクトにまとめていただきまして、ありがとうございました。引き続きまして山本譲司さんにお話しいただきます。

山本（譲司）　皆さん、こんにちは、山本譲司でございます。今は参院選の真っ只中、宣伝カーからウグイス嬢の声が聞こえてくると、どうしてウズウズしてしまう、そんな仕事を以前はやっていました。そして、その仕事の中で犯した罪によりまして六年前、服役をすることになりました。中谷先生とは違いまして、受刑者として矯正施設の中で一年二カ月間、刑務所経験をした人間でございます。

今日はこういうテーマのパネリストに選ばれたわけですが、私自身、議員在職中は法務委員会に所属したこともございませんでしたし、刑務所あるいは司法精神医学というものには、ほとんど興味を持たずにいたんです。ですから、そんな自分のことを、冒頭、司会の岩波さんからエキスパートと紹

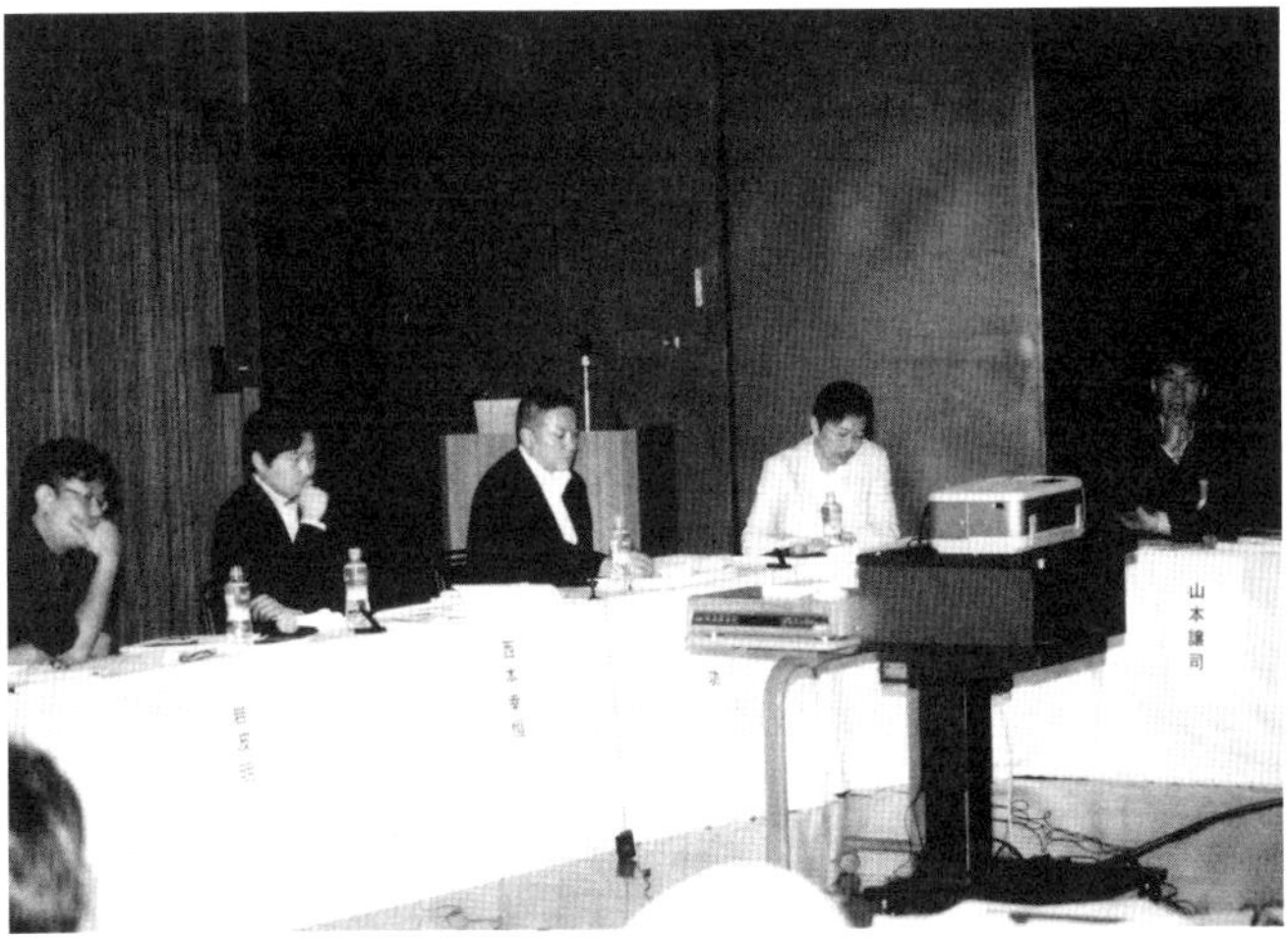

介いただきましたことに対し、忸怩たる思いがしています。私が矯正に興味を持ち始めたのは、恥ずかしながら、実刑判決を受けたその時からなのです。その日の夜から、矯正に関する資料を一生懸命読みましたね。また刑務所に関するいろんな小説なんかも読みまして、そういう意味では用意周到なる準備をした上で、覚悟を決めて服役をしたつもりでいました。しかし覚悟を決めたとはいっても、実際のところは、内心ビクビク、戦々恐々としながら刑務所に入ったんです。

でも、刑務所に入ってみたら、拍子抜けといった感じでしたね。それは、なぜかと申しますと、あまりにも弱い人たちが多かったからです。よくこれまで社会の中で生きてこられたな、というような人たちがたくさんいるのです。知的障害者、精神障害者、果ては認知症老人まで含め、本当なら福祉や医療によって、ケアや治療をしなければならない人たちも数多くいました。そして、その後の受刑生活では、次々とそんな受刑者と出会い、驚きの連続でしたね。

私が服役生活のスタートをきったのは、東京の府中刑務所でした。今からちょうど六年前のことです。日本の刑務所の場合、すべての受刑者は、まず最初に考査といいまして、いわば適性検査を受けることになるんです。この考査期間というのは、それぞれの受刑者が、「どこの刑務所で、どういう作業をやったらいいのか」という適性を刑務所側から見極められる期間でございまして、私は府中刑務所でその審査を受けたのです。全受刑者が、大体三週間くらいの間、この考査期間を過ごすんですね。

その間に、先ほど中谷先生から話のあった入所新受刑者の精神科的な診断が行われ、さらにそれとは別に、知能指数の検査も受けることになるんです。私も府中刑務所に収監された翌日、ＩＱ検査を受けました。教室のような部屋に連行されまして、五〇人ほどの受刑者仲間と一緒に席に着き、テストを受けたんです。その時の監視役刑務官は、服役生活が始まったばっかりの受刑者に対してですから、それはそれは、おっかなかったですよ。見るからに柔道の高段者というような、いかつい体をした刑務官たちが、「てめーら、ちゃんと黙想してろ」とか「背筋を伸ばして座れ、バカやろー」とか、のべつ幕なく怒鳴りまくるんです。

こうした罵声を浴びせられながら、テストを受けるんですが、しかし、受刑者仲間たちの挙動を見てみますと、どうも様子がおかしいなと思ったんです。文盲という言葉がありますね、これはある意味日本では死語になっていると思っていたんですけど、その五〇人ほどの中で字の読み書きができない人が本当に多いんですよ。「早くテストに取りかかれ」なんて怒鳴られても、全然鉛筆が動かない。そのうち問い詰められて、「字の読み書きできない」とか「足し算も引き算も意味がわからない」とか白状する。そうした受刑者が、約五〇人のうち一〇人くらいいるんですね。すると、それまでおっかないと思っていた刑務官が、意外にも、何をどうすればいいのか懇切丁寧に教えるわけですよ。ところが、字の読み書きができない程度の受刑者は、まだ良いほう。試験開始後すぐに一人、そして一〇分くらいたってもう一人、教室内を徘徊し始めちゃったんですね。ふらふら歩いているんですよ。こうなると刑務官は、「このやろー、席に着いてろ」なんて殴りかからんばかりに怒るのかって思って見ていたら、実は全く違いました。無視というか、あ、またか、てな感じで見ているわけですね。

ここから先は私の想像ですけどね、あきれているわけです。「あーあ、またこんな受刑者が来たか」と、頭を抱えている。「何でもかんでも刑務所に押しつけりゃいいってもんじゃねぇーだろ」なんて顔をしているわけですね。その光景を見て、私は思いました。そうか、刑務所の中にはこういう人たちが毎日たくさん入ってきているんだな、と。

さて、考査期間の三週間が終わりまして、私が本格的な服役生活を送るべく移送されたのが栃木県にあります黒羽刑務所というところでございました。日本最大の初犯刑務所です。が、その初犯刑務所に入所したからといって、すぐに懲役作業を与えられるのかというと、そうではありません。すんなりと服役生活に入るわけじゃないんですね。それからまた三週間くらいの間、教育訓練期間というのがあるんです。刑務所生活のイロハをみっちりと仕込まれると同時に、軍隊式行進のやり方を含めた動作訓練も、へとへとになるまでやらされます。それに、所内遵守事項を丸覚えしろとか、そういう授業らしきこともありましたね。

そこでも私は、やはり五〇人くらいの受刑者仲間と一緒に訓練を受けていました。しかしですね、周りの受刑者仲間を見ると、先ほどお話しした府中刑務所のＩＱ検査の場面とそう変わらないんですよ。字の読めない人や認知症っぽい人がたくさんいました。それに、身体的な障害のある人もかなりいました。肢体不自由者だけではなくって、聾唖者の人もいましたし、全盲の人もいました。それからなんといっても、高齢者が多かった。したがって私は、こういう人たちは一体これからの服役生活をどうやって過ごしていくのかって、大変疑問に思っていましたね。

黒羽刑務所には、一三の本格的な生産作業ができる工場がありました。携帯電話の部品もつくっていましたし、靴や運動用具や衣服、それに立派な家具をつくっている工場がありました。印刷物の製本をしていましたし、自動車の部品もつくっていましたね。

それぞれの受刑者は、ほとんどが懲役刑ですから、必ず何らかの懲役作業に就かなくてはなりません。禁錮刑という刑もありますけどね、そうした受刑者も、禁錮されているだけじゃー、時間が経つのが遅くてしょうがない。ですから、請願作業と称して、みんな懲役作業をやるんですね。だから刑務所内では、ほぼすべての受刑者が懲役作業を行うわけです。

そんななか私は、どの作業を言い渡されてもいとわずにやろうと、そう思っていたんです。家具でもつくるか、でも本の製本もいいな、いいや靴でも運動用具でもなんでもいい、なんてね。そこで、教育訓練期間が終わった私に与えられた懲役作業は何なのか、と申しますと、それは、今お話したいずれの作業でもありませんでした。

なんと私は、「心身に障害のある受刑者の世話係をやれ」と命じられたんです。寮内工場というところがあって、そこに一般工場での生産作業をこなせない受刑者たちが多数いるというんです。寮というのは、受刑者が夜寝泊まりする舎房棟のことですね。独居房とか雑居房が鰻の寝床のように並んでいる、そういう舎房棟があって、そのなかの教室みたいなところを、とりあえず工場ということにして、寮内工場と呼んでいた。黒羽刑務所には、第一寮内工場と第二寮内工場という二つの寮内工場があって、私は、「第一寮内工場」というところで受刑者仲間の世話係をやりなさいと言われたんですね。なるほどな、と思いました。要するに、わが国の刑務所には、まともな懲役作業に従事できない受刑者がかなりいて、そういう人たちは、一般受刑者から隔離されて処遇されているんだな、と。

私が寮内工場に配属される前は、先輩受刑者だとか刑務官の人たちにも、「あそこは大変らしいぞ」

なんて耳打ちしてくれるわけですよ。「朝から晩まで糞と小便まみれらしいぞ」なんて言われて、エーッと思いながら配属されたわけです。そこで、寮内工場に行きましたら、まず刑務官の受刑者に対する態度が、これまで接してきた刑務官とは全く違いましたね。寮内工場を担当している刑務官は、他の刑務官と同じようないかめしい制服を着てはいますけど、言葉遣いだとか物腰が全然違うんです。府中刑務所や教育訓練工場の刑務官は、受刑者に対して必要以上に厳しかった。でも寮内工場では、担当刑務官がいきなり幼稚園の先生みたいになるんですよ。「そろそろオシッコの時間じゃないですかー」とか「作業時間、もうすぐ終わるから、もうちょっと我慢しましょうね」とか、そんなことを言いながら、受刑者たちのところを回っているわけですね。

これは、後で聞いた話なんですけど、一般工場の刑務官もだんだん変わってきているらしいんです。本来、多くの刑務官は、悪い奴らの性根をたたき直して反省させて、最終的には社会復帰の手助けをしてやる、というような使命感に燃えて刑務官になっている。でもここ数年は、実際に受刑者処遇にあたると、どうも違うんじゃないか、と刑務官が思う、そんな状況になってきているらしいんです。幼稚園の先生になった、あるいは福祉の人間になったつもりはないのに、どう考えても福祉や医療が面倒を見るべき、と思われるような受刑者がどんどんふえてきている。最近は、矯正関係者と付き合うなか、よくそういう声を聞きますね。

そのターニングポイントがいつだったのか申しますと、やっぱり六年前の池田小事件というのが大きかったといいますね。先ほど中谷先生からお話がありましたが、平成一七年は、精神障害者と思われる受刑者の数は、二千何百名でしたね。新受刑者総数三万二〇〇〇人ぐらいで、大体一六名に一人くらい。そこで、中谷先生のお話では、項目でいうと「その他の精神障害」というところに統合失調症なんかも含まれているんじゃないかということでした。

今日お配りした資料を開いていただきたいんです（巻末の資料参照）。先ほど中谷先生は平成一七年の数字を上げられましたが、私のこの資料では、その前の一六年、一五年、一四年、一三年、一二年の数字が出ていますけど、統合失調症かもしれないと言われる、「その他の精神障害」のところを見てください。平成一三年が池田小の事件ですね。その前の年、平成一二年は、「その他の精神障害」が六五二名。それが、一三年は八一六名、一四年は九六六名、一五年は一〇九九名、一六年は一二五〇名、そして平成一七年は一三〇四名、と、どんどんふえ続けているんです。そのほかの数字、「精神障害」とか「知的障害」はそう変動がないんですけど、この部分だけがどんどんふえてきているんですね。

まさにそこでして、現場の刑務官もこの変化を肌で感じているんですね。いや、言葉に出して言う刑務官もいました。「統合失調症」という病名はそうは言わないんですけど、「こいつ、どう見ても本物のキチガイだろ」とか平気で口にする。そして、「この頃は、こういう受刑者がふえてきたな」とも言うんです。

私自身も寮内工場に配属されてすぐ、明らかに統合失調症と思われる受刑者に首を絞められましたからね。結局私は、勘違いしていたんです。日本の刑事司法の中では、刑法三九条というものが機能していて、統合失調症の人が刑務所に来るようなことは絶対にないだろうと思っていたんです。裁判の過程で精神鑑定をきちんと受けて、その結果、心神喪失で罪を問われない、あるいは心神耗弱で執行猶予になっているのかなと考えていました。でも実際は、そうした精神に障害のある受刑者であっても、刑事裁判の中で責任能力の有無を争われた形跡がない。

今日のパネリストの中に弁護士の方がお二人いらっしゃいますけど、最近私も各地の弁護士会におじゃましまして、よく弁護士のみなさんと意見交換します。ここのところ、日本全国で行われる刑事裁判は、年間八万件とか九万件くらいらしいですね。そのうち七割以上は国選弁護人の人たちが弁護活動を担われているようで、どうもそうした人たちは、たとえ精神障害者と思われる被告人であっても、特に軽微な罪の場合は、精神鑑定をして責任能力を争うようなことはしない、と断言されるんです。その理由は、時間とお金がかかるから、と言う。

池田小事件の加害者は、事件の二年前に傷害事件で捕まっているんですけど、刑法三九条に基づいて不起訴になった。それは軽微な罪だったからというようなこともあったんですね。ところが今は逆で、軽微な罪でわざわざそんな精神鑑定なんかよしましょう、となる。なかなか裁判所も鑑定を採用しないという状況もあり、今は、どんどんどんどん刑務所の中の精神障害者がふえているんですね。

岩波　途中で申しわけないですけど、先ほどのターニングポイントというお話なんですが、そういうふうに刑務所に精神科患者さんがふえてきたターニングポイントとして池田小事件が考えられるのでしょうか。

山本（譲司）　そうですね、先ほどお示ししたデータが、そのことを如実に表していると思います。それに、最近付き合っている現場刑務官が、実感としてそう語ってくれています。

まあ私自身も、矯正の現場を見て、本当にそう思いました。「この人たち、一体どんな裁判を受けてきたのかな」と思うような人たちが、次から次に新受刑者として、寮内工場に送り込まれてくるんです。

そういえば、こんなことも日常茶飯事でしたね。たとえば、寮内工場の中で二人の受刑者が、こんな会話を交わしているんです。「おい、お前よ、人の言うことききかないとな、そのうち悪い奴だっていって捕まってなあ、しまいにゃー刑務所にぶち込まれるぞ」、すると、そう言われた受刑者が、「おれ、刑務所なんか絶対行きたかねえ、ここがいい」と答える。要するに、自分がどこにいて、何をしているのかさえ、全く理解できていない受刑者がいるわけなんです。彼らには、罰を受けているなんて認識は全くないわけですよ。今日本の刑務所は、そういう人たちをたくさん抱え込んでしまっているんですね。

そこで、百聞は一見にしかずでございまして、私が収容されていた栃木県の黒羽刑務所というところを写したＶＴＲがあります。ぜひそれを、ご覧いただきたいと思います。

（ＶＴＲ）

ＶＴＲをご覧いただきましたが、私がいました時の黒羽刑務所には、第一寮内工場、第二寮内工場、それぞれ六〇名ずつくらいの受刑者がいましたね。約一八〇〇名の受刑者の中で合わせて一二〇名、それプラス、一般の工場の中にも常時一〇〇人くらいは寮内工場への移動待機者がいたとも聞いていました。ですから一八〇〇名のうち二〇〇名以上は、一般工場でのまともな懲役作業はこなせないという人たちということになりますね。

ただし彼らは、福祉的な視点、あるいは医療的な視点で寮内工場に集められているのかというと、決してそうではありません。単に「処遇困難者」として隔離をされているだけでありまして、カウンセリングや医療行為はほとんど行われない。やられているのは、薬を飲ませるだけ。よくそれだけの薬を処方するなーってほど、朝から晩まで薬漬け。メジャートランキライザーと言われるようなかなり強い向精神薬をはじめ、睡眠薬なんかも入っているんでしょうけどね、一日に五〇錠くらい薬を飲んでいる受刑者もいました。

それと同時に、一応は工場と呼んでいましたから、障害のある受刑者でも、形式上、作業もしなくてはなりません。しかし作業といっても、いわば「賽《さい》の川原の石積み」と申しましょうか、つくっちゃばらし、つくっちゃばらし、全く生産的な作業とは言えないようなことの繰り返しでした。要は、時間つぶしをさせてあげてるようなものなんですね。

私は収監されていた当時、黒羽刑務所というのは、東京矯正管区内にある幾つかの初犯刑務所の中でも、特にそういう障害のある受刑者たちを集めている施設なんだろうと思っていたんです。けど、出所後いろいろ調べてみました。最近は、法務省と厚生労働省の職員の人たちと一緒に「罪を犯した障害者の地域生活支援に関する研究」というものをやっておりまして、そんななか、全国七〇箇所あまりある刑務所の中で一〇数箇所の刑務所を見て回っているんですが、どの刑務所も黒羽刑務所よりひどかったですね。ひどかったというのは、障害のある受刑者がたくさん収容されていたということです。東京矯正管区内の静岡刑務所も同じ初犯刑務所ですけど、黒羽刑務所よりもっと人数の多い寮内工場的な工場があるんですね。でも、初犯刑務所だから、まだ障害者の数が少ない、というのが現実です。それでは、累犯刑務所はどうなのか。

実は私、自分が収監されていた施設にはどうも行きたくなかったんですが、日本最大の累犯刑務所である府中刑務所は、やはり見ておかなくてはと思って、去年の暮れ、五年半ぶりに行ってきました。門をくぐるときは、自分の服役当時を思い出して、かなり恐怖を覚えましたね。

しかし、中に入ってみますと、ちょっと受刑者の質が様変わりしているなと思ったんです。確かに今も日本最大の暴力団組織の六代目といわれるような人が収監されていますけど、五年半前は、そういう筋の人たちが実に多かった。ところがですね、去年の暮れに行ってみると、随分と所内の雰囲気が変わったな、と思いました。

実際に私も、三週間ほど府中刑務所にいましたけど、その間は独居房というところで過ごしていまして、ほとんど人と交わることはない。作業もほとんど与えられませんで、三畳もないくらいの部屋でひたすら壁に向かって座っているというだけの三週間を過ごしていたんですけど、あのときを思い出しますと、周りの房の受刑者には、いろんな人たちがいました。夜中になると奇声を上げたり、不《ふ》定愁訴《ていしゅうそ》と申しましょうか、「気分が悪くて、死にそうだ」とか「こ、殺される」と急に叫んだり、「助けてくれ」と救いを求める声を上げるような、とても正常な精神状態じゃないなという人たちが、それなりにいました。

ただ、入浴の時間になると、懲役作業をやっている各工場の受刑者たちが、イッチニ、イッチニと隊列を組んで、みんな風呂場に向かっていくわけです。私が府中刑務所に入ったのは初夏の頃でしたから、もう暑くなっていましたね。ですから、みんな半裸の状態で、風呂場まで行進していくのです。私がいたのは独居房なんですけど、ちょっとだけ外をのぞける隙間がありまして、そこから彼らが行進する姿を見ていたら、夏なのに桜が咲いていたり、竜がいたり、般若がいたりと、すごくきれいなんです。それは行進をしている人たちの背中の彫り物なんですけどね、まさに芸術的だと思いました。私の中には、府中刑務所に対してはそんなイメージがあるんです。ところが、去年の暮れ訪ねてみて、そのイメージは完全に覆りました。府中刑務所には、去年の暮れの段階で約三三〇〇名の受刑者が収容されていましたね。そのうち約五五〇名は、外国人受刑者。したがって、日本人受刑者は約二七五〇名です。

日本の刑務所の場合、受刑者すべてに、それぞれ必ず称呼番号というのがつけられるんですが、「〇〇番」と刑務官に言われたら、「はい」と大声で答えなきゃならないんです。私の場合は一七一五番という番号をつけられておりましたが、実はその番号の前にもうひとつ、アルファベット一文字がつくんです。私は、Aというアルファベットがつけられていました。ですから、私の正式な受刑者番号は「Aの一七一五番」ということになります。ではそのAというのは何なのかというと、それは、初犯者という意味です。このように、それぞれの受刑者には、数字の前に、必ずなにがしかの意味のあるアルファベットがつくわけです。累犯者の場合、Bとなります。累犯者というのは再犯者ですね。ですから、府中刑務所の場合は、みんな称呼番号の前にBとつく。

このように全受刑者、AかBかが必ずついているんですけれども、それプラス、Mというアルファベットがつく受刑者もいます。Mというのは何かというと、メンタルの頭文字。それは、精神や知的に障害のある受刑者のことで、彼らは、AやBの後にMとつけられる。たとえば、初犯者である精神・知的障害者の場合は、AMとなるんです。

Pというのもあります。Pというのはフィジカルの頭文字で身体障害のある受刑者。初犯の身体障害者のことをAP。そのほかに、外国人受刑者はフォリナーでF、女性受刑者はウーマンのW、刑期八年以上の受刑者がロングのL、二六歳未満の受刑者がヤングのY。それに、最近は二〇歳未満の受刑者もたくさんいます。それは、少年事件も重大事件ならば、原則的に刑事裁判で裁かれるようになったからでありまして、そこで実刑判決がおりたなら、当然、刑務所での処遇を受けることになるわけです。そんな少年受刑者はジュニアのJがつけられます。まあ、みんなそんなふうに、安直に英単語のイニシャルをとっているだけなんですがね。いずれにせよ、それぞれの受刑者、何らかのアルファベットが称呼番号の前につくんですけど、府中刑務所は累犯刑務所ですから、みんな最初にBがつくわけです。

府中刑務所では、先ほど申し上げたように約二七五〇人の日本人受刑者がいました。そこで私は、所長に、「日本人受刑者のうち、BMとつく人は何人いるのですか」と聞きましたところ、返事は「二七五〇人のうち一五％」だというんです。二七五〇人のうち一五％が累犯の精神・知的障害者。「では、BP、累犯の身体障害者と分類される人は何％ですか」と聞きましと、それは二七五〇人のうち二八％だという。約三割ですね。実は、それにプラスして、BMPと分類される受刑者もいるんだそうです。累犯の精神・知的障害者であり、なおかつ身体的な障害も負っている受刑者ですね。こういう人たちが一五％いるそうなんです。これはBMやBPとダブっていませんよ。ですから、すべてを足すと、累犯で精神・知的、身体、そして両方に障害のある人たちが合計で五八％、日本人受刑者の実に約六割の人たちが、何らかの障害を有しているということになります。

私が思わず「初犯刑務所の黒羽刑務所では、そんなにはいなかったな」と言いましたら、所長はこう答えるんです。「累犯の刑務所というのは、今ほとんどがこういう状態なんですよ」と。確かにそうなんです。

私も、自慢じゃないですけど、黒羽刑務所では模範囚でございましたから、四カ月ぐらいの刑期を残して仮釈放されたわけで、心の中のどこかで、後ろ髪を引かれるような思いもあったんです。と申しますのは、私の周りにいた障害のある受刑者人たちは、そのほとんどが満期出所で、出所後の引受先もなく、家族からも三行半といった状態。私の場合、幸い妻も子供も待っていてくれて、何とか仮釈放をもらうことができた。そういう意味で、他の受刑者に対する申し訳なさみたいなものがあったんですね。そして、彼らのことが非常に心配にもなりました。そんなことから私は、出所する時に、刑務官にこう聞きました。「ああいう精神や知的に障害のある人たちは、出所後、どこへ行くんでしょうかね。受入先はないでしょう」と。そうしたら、刑務官は「いえ、大丈夫です。ありますよ」という。そこで私が、「あるんですか。それはよかったです。どこですか」と尋ねましたら、刑務官は自信満々にこう答える。「それは、累犯の刑務所ですよ」と。

こんな有り様なんですね。でも、実際それは、刑務官の間では当たり前に思われていることなんです。どうせ障害のある受刑者は、また罪を犯して刑務所に戻ってくるだろう、ということなんです。

府中刑務所がそんな状態になっているというのは、薄々そうじゃないかと思っていたんですけれど、実際に府中刑務所内を歩いてみると、やっぱりすごいんです。第一三工場や第一四工場とていってましたけど、それはまさに、私がいた黒羽刑務所の寮内工場と同じなんです。けど、そこにいる受刑者の数は、寮内工場とは比べものにならないほど多い。それプラス、府中刑務所では高齢者の数がすごいんですよ。これは、高齢化社会が進む中では、当たり前のことかもしれません。しかしですね、現在、日本の刑法犯に占める六五歳以上の高齢者率というのは世界の国々の中でも突出して高いんですよ。一〇年前は三％台だったのが、いまや一一％台。そうしたことから、現在日本の刑務所の中での六〇歳以上の受刑者の割合は一三％くらいとなっています。欧米各国では、せいぜい二％から三％ですよ。

こんな状況ですから、府中刑務所では、たくさんの障害のある受刑者を抱えているだけじゃなくて、高齢受刑者がいっぱいいるんですね。いやー、びっくりしましたね。八〇過ぎのおじいちゃんがいっぱいいるわけですよ。

このような高齢受刑者や障害のある受刑者たち、そのほとんどは軽微な罪、無銭飲食や万引きといった軽微な罪で服役しているんですね。なぜこのような受刑者がたくさんいるのか。そう不思議に思わざるを得ませんでした。

やはり最近は、漠然とした犯罪不安からくる社会防衛的な意識が働いて、「少しでも罪を犯した者は、厳罰に処せ」、そんな国民の声が反映されているのではないか。厳罰化を求めるマスコミ世論に押されて、裁判においても、障害のある人であろうと高齢者であろうと、「悪いことをしたやつは刑務所にぶち込め」という、そんな流れの中でこうなっているんじゃないか。

確かに、そういう側面もあるように思います。しかし、今振り返ってみますと、実は彼らは罪を償わされているというよりも、緊急避難的に刑務所に送られていたようにも思えるんです。

最近、精神・知的障害者や高齢者が被告人となっている刑事裁判を傍聴したり、またその周辺を訪ね歩いたりもしているんですけど、そこで思うのは、要するに彼らは社会の中に居場所がないんですね。だから、裁判にかけられた場合、とりあえずは刑務所の中で保護せざるを得なくなってくる。そうなんです。彼らは、刑務所の中で保護されているんです。なんとか三食、食べさせてもらっているんです。

政治家時代の私は、「セーフティネット」という言葉をよく使っていました。「セーフティネットのさらなる構築によって、安心して住める日本に」なんてね。でも、刑務所の中に入って分かったんですが、我が国のセーフティネットというのはぼろぼろの網だったんですね。本来、福祉的支援の対象者であるべき人たちが、毎日毎日ネットからぼろぼろとこぼれ落ちてしまっている。受刑者になった障害者や高齢者の場合、ここは誤解を恐れずに言いますが、彼らは幸いなことに罪を犯しちゃったんで、司法というネットに救われたんですね。司法というネットに救われることによって、刑務所の中で生き長らえているんですね。

去年、高齢の男性が被告人となっている、ある裁判がありました。その被告人が問われている罪は、老老介護の末の殺人でした。寝たきりの奥さんを絞殺してしまったんですね。この老夫婦には、子供もおらず、近所づきあいも親戚づきあいもなかった。そういう生活の中で切羽詰って、奥さんを殺めてしまった。裁判では、その高齢の男性に対して、「酌むべき事情、大いにあり。したがって、実刑判決ではなく執行猶予」という判決が下されたんです。執行猶予の判決を受けたことによって、当然その高齢男性は拘置所から解放されて外に出たわけです。でも、彼にはどこも行く当てはなかった。そして結局、釈放から四日目、男性は飛び降り自殺をしちゃったんですね。

そういうことをされたら、裁判官も非常に困るわけですよ。裁判官が判決を下すうえで、執行猶予にするか実刑判決にするか、何をその物差しに考えるかというと、当然犯した罪の重い軽いもありますが、もう一つはその人の置かれている環境ですね。執行猶予の判決を出しても、そのまま外に出したら、また何かやっちゃうんじゃないかとか、あるいは死んじゃうんじゃないかとか、裁判官は、そういった様々なケースを想定・考慮して、判決を出しているんです。

本当なら障害のある人や高齢者だったら、福祉関係の施設に引き受けてもらいたんだけど、なかなか引き受けてくれない。そんななか、ただ一つ絶対引き受けを断らないのが、矯正施設といわれる刑務所なんですね。最近見てますと、とりあえずは刑務所に入っておいてもらおうかな、という感じでの判決が非常に多いんですよ。「とりあえず行くところないんだろう、あなた。じゃー、刑務所でも行くか」とかいって、裁判官が語りかけるわけですよ。「はーい」なんて被告人の障害者が返事している姿を見ると、本当に切なくなりますね。私もこの間さまざまなケースに関わって、そういう裁判を何度も目にしてきたわけです。これは、刑事司法の場での問題であるかもしれませんが、本質的には、貧困かつ冷淡な福祉や医療を象徴しているのではないでしょうか。

ところが、悲しいかな、障害のある人たちにとって、刑務所というところは、どちらかというと居心地がよかったりする場でもあるんですね。幻覚にとらわれたようなことを言っても、刑務官はそれに対して、「うるさい」とか「それは妄想だ」なんて言わないですよ。「そうか、それは大変だな」とか言って薬を渡すだけですからね。

しかし、刑務所を出ていくときは、かなりのハードランディングとなるわけですよ。今の刑務所内処遇では、健常者であっても、刑務所にいればいるほど非人間的あるいは非社会的な存在になっていきます。受刑者処遇法になってそれなりに変わっていくと思いますけど、私がいた頃、あるいは現段階も、再犯防止のための更生プログラムだとか、そういうものはまだまだうまく機能していない。たぶん、これから先一〇年くらいは、刑務所改革における産みの苦しみは続くのではないかと思いますがね。

ところで当然のことながら、今の段階でも、刑務所運営には相当な税金が投入されています。受刑者が生産作業をやって、年間六〇億円とかそれくらいの売り上げを得ていますが、それもだんだん減ってきています。昔は三万人くらいの受刑者で、一六〇億円を超える売り上げがあったようなんですがね。今は、受刑者処遇法になって懲役作業よりも教育ということで、七万人の受刑者で六〇億円くらいの売り上げに落ち込んでいる。もちろんそれは多かろうと少なかろうと刑務所運営費にまわされるんですが、それを注ぎ込んだとしても、やはり税金を相当額投入しなくてはならない。そこで結局、現在、わが国の刑務所内で受刑者一人当たり、どれくらいの税金が使われているのか、と申しますと、それは年間三〇〇万円くらいだといわれています。精神や知的に障害のある人たちは、生産作業もやっていませんし、薬もどんどん投与されていますから、一般受刑者よりももっとお金がかかっていて、一人年間四〇〇万円は下らないでしょう。

彼らは、医療観察法案に該当するような罪を犯した人たちじゃないですよ。ほとんどが軽微な罪ですよ。刑務所の中ではションベン刑と言われているような、置き引き、無銭飲食、そういう罪の人たちがほとんどです。例えば累犯者の場合、お握り一個盗んでも、累犯者加重ということで三年も刑務所に入る人がいるわけですよ。そして国は、一三〇円のお握りを盗んだ知的障害者や精神障害者に、裁判費用も含めて一三〇〇万円くらいの税金を使っていることになるんです。国の税金の使い方として、果たしてこれでいいのか。知的障害者福祉だったら多分三年間で一〇〇〇万もかからないと思いますね。福祉関係者が聞いたら、「それだけのお金をもらえるんだったら、うちで」なんていう人もいるでしょうが、全くその通りだと思いますよ。それに、福祉につないだほうが、絶対に再犯率は低くなる。けど、福祉関係者は、それをやってこなかったんですね。

でも私は、決して悲観視していません。というのは、最近は、ずいぶんとマスコミの皆さんがこの問題に興味を持ってくれるようになったからです。たとえば、ことしの一月、大阪の八尾市というところで、三回服役経験のある四一歳の男性が、駅前のペデストリアンデッキから三歳の男の子を突き落としたという事件がありました。その容疑者は知的障害者だったんですが、そのことをきちんと各マスコミは報じて、事件の背景にあるものはなんなのか、というような視点で取り上げてもいましたね。それは、容疑者が福祉作業所の仕事中に事件を起こしたので取り上げやすかったのかもしれませんが、私は、いい意味で、この問題を顕在化してくれた、と評価しています。

この事件を受けて今、多くの福祉団体や福祉関係者がこの問題について議論をするようになってきました。これは、刑務所の中に多くの障害者が収容されている姿を実際に見てきた私にとっては、遅きに失した、という気もしないでもないんですが、でも今からでも遅くない。

特に最近は殺伐とした世の中のなかで、人々の間に、自己防衛意識というようなものが強くなってきています。そんな考えの延長線上に、障害者を危険人物視するような風潮も少なからずあります。でも本当は、障害者というのは、被害者になっているほうが何百倍も多いわけです。私も加害者になった障害者の人たちと刑務所の中で生活してきましたけど、その人の人生をみると、九割九分は被害者として生きてきているんですよ。けど、最後の一分ぐらいのちっちゃな加害行為で刑務所に入ってきている。普通だったら、逮捕もされないような罪でですよ。この背景には、やはり人々の無理解があります。理解しづらい人を理解しようともせずに、理解しづらいことをやっちゃうじゃないかと、そう考えてしまうんですね。

最近よく街中に「不審者を見たら一一〇番」なんてシールが張ってありますけど、大阪の八尾の犯人みたいな人は、もしかして不審者に見られる可能性が非常に高い人ですよ。実際、彼がこれまで服役していたのは「未成年者略取誘拐罪」とかいう罪名が付いていますけど、本当は公園で子供を抱っこしただけだったんですよ。それが、ちょっと変な人間なんで、おっかない感じがして親が被害届けを出す。そうなると、警察はなるべく重い罪を被せようとしますからね。結果、健常者だったら罪にはならないようなことでも、彼らは長期の服役となる。

どうも警察当局も、知的障害者をブラックリストに入れているところがある。これは、知的障害者を子供に持つ、ある親御さんから聞いた話なんですが、突然、所轄の刑事がやってきて、「お宅の息子さん元気ですか」なんて聞いてくるんですって。それで、「元気に作業所に通ってます」と答えたら、急に「ところで、○月○日の○時くらいは、何してました」みたいなことをいわれてね、結局、あとで分かったそうなんですが、近くで下着泥棒が頻発していたようです。悔しい、って言って、その親御さん、涙を流していましたよ。

マスコミの皆さんには、こうした事実も含めて、きちんと伝えていただきたいですね。

いま障害者福祉は、大きなターニングポイントにさしかかっています。障害者自立支援法の考え、それは、障害者のライフスタイルを施設入所型から地域定住型へと転じさせようとするものなんですが、私自身も、同じように、入所施設に入っている障害者も地域に移行してほしいと思っています。ところがですね、現状で言えば、地域に移行した障害者を支えるシステムは、まだまだ非常に脆弱なわけですよ。そんな中でどういうことが起きるのかというのは、福祉の関係者みんな知っているわけですよね。

今後、地域の福祉ネットワークからこぼれ落ちてしまう障害者が多数生まれる可能性があります。それに、福祉との契約を結ばない人たち、これは主に軽度の人たちですが、そんな人たちも増えていくでしょう。そうした人たちが、間違って罪を犯してしまう。これは、同じような福祉政策をとってきたヨーロッパ各国、アメリカ、オーストラリアでも顕在化した問題です。地域の中で孤立して、刑務所の中に入ってしまうという人たちがどんどん増えていったという状況が、かつてのヨーロッパやアメリカであったんです。

今の日本もまさにそう。福祉施設から外に出ましょう。あるいは精神科病院も、社会的入院といわれる人たちが今七万二〇〇〇人いますけど、厚生省はあと九年のうちにみんな地域に移行しましょうといっています。でも果たして、受け皿があるのか。あるいは、そういう人たちを受け入れるにあたっての、地域の理解はあるのか。

残念ながら……、という結論になるんですが、そうだったら、ヨーロッパやアメリカの一時期の状態が、日本でもまた繰り返されるということになりかねない。

一九六〇年代のアメリカでは、四〇万人くらいが精神科病院に入院していて、そのうち二〇万人を地域移行しましょうといって各州にノルマを課して積極的にそれを行なった。でもその結果は、ホームレスが増え、自殺者もいっぱい出た、矯正施設も満員になったといいます。その現実をどう考えるのか。

ここで時間となりましたので、結論めいたことは言わずに、まずは問題提起というところでとどめさせていただきたいと思います。それでは、私からの冒頭の話をひとまず終了させていただきます。ありがとうございました。(拍手)

岩波　山本さん、ありがとうございました。刑務所の福祉施設化ということについて、現場の実態を非常にビビッドに教えていただいたんですけども、ちょっと私のほうから一、二、補足でお伺いします。刑務所等を管轄する法務省ですね、法務省のほうはこういう事態を黙認しているんでしょうか。それとも、変えなきゃいけないという意識は持っているんでしょうか。

山本（譲司）　持っていると思います。さっき私が言いました厚生労働省の「罪を犯した障害者の地域生活支援に関する研究」班というのは、一応厚生労働省所管ということになっていますけど、ほとんど研究は法務省の人たちと一緒にやっています。それだけ彼らは、障害のある受刑者の処遇には手を焼き、切羽詰まってもいるんですよね。変えなきゃ、という意識は厚生労働省の職員以上に強いと思いますね。

岩波 どういう方向を考えているのでしょうか。

山本（譲司） 出所後の受け皿にしても、例えば精神障害や知的障害のある人は、刑務所として、特に池田小事件以降、精神保健福祉法二六条に基づく通報はどんどんふやしているんですね。年間千何百件と通報しています。ところが通報を受けた都道府県側の対応はどうかと申しますと、刑期満了の人を措置入院させるというのは、ややこしい話なんでしょうね、返ってくる答えのほとんどは診断不要ということです。措置入院として受け入れるのがいいのかどうかの是非は別として、基本的に診断さえしない。要するに、出所した精神障害者には関わりたくないんですね。だから彼ら精神や知的に障害のある受刑者は、刑期満了と同時に、塀の外に放りだされるだけ。少年院だったら帰住環境が整うまで収容期間を延長したりできますけど、刑務所は刑期満了以降も受刑者を拘束していくわけにはいかないですから、出すしかないわけですよね。ですから、そういうところの受け皿をどう整備するかということを議論しています。

岩波 精神医療の立場からしますと、刑務所等から来られる患者さんというのはほとんど何の資料も、つけてくださらないんです。これまで治療されているのもかかわらず、紹介状一つありません。

山本（譲司）　そうなんです。私もこの間、出所後の障害者を何人か引き受けていますけど、刑務所側に何度聞いても、塀の中でどういう薬を何錠くらい処方していたかについて、全然教えてくれない。

岩波　病名からしても全く通知されないということという現状があります。また投薬の内容も不明です。

山本（譲司）　精神科医の方に対してもそうですか。

岩波　そうですね。全く、非常に秘密主義ですね。

山本（譲司）　それは危険ですよね。その後の薬の組み合わせによっては、命に関わる問題になるかもしれませんからね。

ところで私は今、ＰＦＩ刑務所といいまして、要するに半官半民の刑務所、「社会復帰促進センター」の運営に携わっているところなんです。そこでは受刑者に懲罰を科せたりとか、身体拘束するだとか、そういう部分は公務員である刑務官が行ないますが、その他多くの仕事は、民間に任せられることになる。民間が携わる仕事として、精神・知的な障害のある人たちだけを収容する特化ユニットの運営というのがありますが、今年の秋から三つの「社会復帰促進センター」で特化ユニットが開設されます。トータルで一〇〇〇名くらいの収容人数。そこには民間の人たち、医師だけじゃなくて、臨床心理士や社会福祉士、それに精神保健福祉士だとか介護福祉士、そうした専門職の人たちが受刑者を処遇することになります。これまで刑務官がやってきたような「根性たたきなおしてやる」的な精神論を振りかざす処遇ではなく、心理学的なアプローチにより受刑者を反省させ、贖罪意識も持たせる。その狙いは、受刑者を出所後、福祉につながりやすくするためのものであり、その福祉的出口を見出そうとしているのです。

処遇をきちんとやらないと出口というのは見つからないんですね。しかし、いくらまともな受刑者処遇を行なったとしても、悲しいかな、今の福祉はなかなか出所者を引き受けてくれようとしない。それも現実です。

実はそのへんの理由は、障害に対する行政側の見方からきてるんですね。日本の場合は、障害を「ＡＤＬ」といいまして日常動作の優劣、あるいは肉体的障害の重い軽いから判断しています。簡単にいうと、入浴介助や食事の介助が必要な人は、重度の障害者と認定されて、たくさんのお金をもらうことができるんです。一方、軽度の人にはあまりお金はつかない。でも私からいわせれば、軽度のほうが「社会適応困難度」という意味ではよほど重度だと思うんですがね。健常者と外見上あまり変わらないだけに、いじめの対象にもなる。生活スキルがあるだけに、刃物を持つことも、ライターを持つこともある。したがって、被害者にも加害者にもなりやすい人たちです。でも、軽度の障害者の場合、本当にサービスが少ないというか、悪くいえば、ほったらかしのような状態でもあるんです。

軽度の人たち、こういう人たちに対しては、自分で食事ができるだろう、自分で入浴できるだろう、自分で交通機関も乗りこなせるだろう、そういう人たちは自分たちで生活しなさい、あるいは福祉のサービスじゃなくて極力家庭できちんと面倒を見なさい、というような考えが障害者福祉の根底にありまして、福祉施設でも軽度かつ罪を犯した障害者をなかなか引き受けてくれない。

ですから今私たちは、この受け皿の整備もしていかなくてはならないと考えています。一つの案としては、罪を犯した障害者を受け入れた福祉事業者には、重度の人たちを受け入れた場合と同じような支援費の加算を行なうというやり方です。もちろん法務省の予算ではなく、厚生労働省マターの政策として取り入れていきたいと考えています。

その他いろいろと提案はありますけど、ここではこれくらいに。

岩波　ありがとうございます。ほかの方々にもちょっとご意見を伺いたいと思うんですが。先ほど山本さんのお話の中で、裁判の過程で弁護側も裁判官側も、刑法三九条相当の事例をわざと――あるいはわかっていながら、見逃してしまう傾向があるのではないか、それで矯正施設の中の精神障害者の数が増加しているということもあるのではないかというお話があったと思うんですが、そのあたり、弁護士の立場から何かお話を伺えないでしょうか。

入野田　その点なんですけれども、裁判の現場では基本的に責任能力を争うということはちょっと躊躇があります。クライアントというか被告人を僕が弁護する場合であれば、依頼者である被告人が、

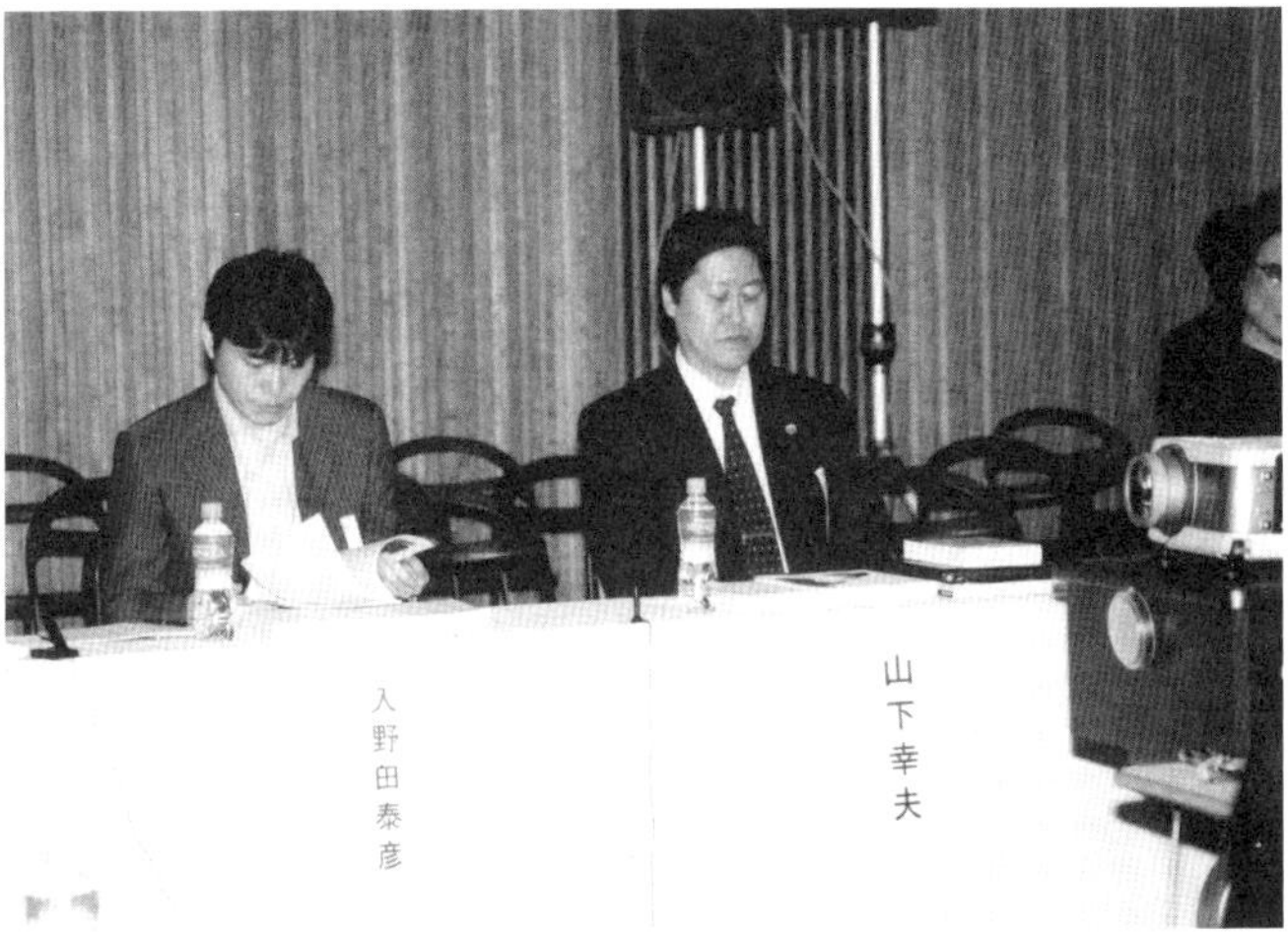

「いや私は責任能力はありません」と言ってくれれば、あるいは目に見えてそうであれば、ある程度配慮して主張するという、立証するということを考えますけれども、一般的なことを言えば、ほかの弁護士の先生方とか裁判の実務を言えば、責任能力を争うということはあんまりしたがらないというのが現実だと思います。

岩波　その理由はどういう点からでしょうか。

入野田　司法の現場って、僕がちょっと思うのは、一種の精神的な障害がある人に対する偏見というのは非常に強いと思います。それは裁判所においてもそうであろうし、法務省においてもそうであろう、弁護士においても恐らくそうだろうと思います。

岩波　偏見というあたりをもう少しお話ししていただけますか。

入野田　あんまり踏み込むと、ちょっと僕もあまり自信はないですけれども。

岩波　先生の印象でよろしいです。

入野田　印象ですか。

岩波　はい。

入野田　印象でスパッと言えば、いわゆる「危ない人」だというくくりで見がちである。司法関係者というのは、いわゆるマスコミで取り上げられることに対して非常に神経を使います。どういうふうに自分たちが見られるかということに対しては、非常に気にしていると思います。その中で世間体みたいなのを非常に気にする。その世間体の中には、自分は差別する人間ではないんだという一種の防波堤は必ず要るのです。それがいわゆる人権とかいう言葉になるんだと思うんですけども。ところが、じゃあという実際の現場で、本音がそこで出てくると思うんですけれども、じゃあ責任能力を争いますかといったときにすぐ逃げ腰になる。それは、そういった人たちに対する潜在的な差別意識があらわれてくるのだろうなというふうに思います。

山本（譲司）　確かにそうなんですよね。たしか永山（則夫）死刑囚も、もしかして精神障害があるんじゃないかと言われながら、本人は精神鑑定を拒み続けたわけですね。責任無能力者として死刑を受けたくないというようなプライドというか、そういう思いもあったのでしょう。

ただ、私が障害のある受刑者と一緒に一年二カ月間暮らしてきた、その感想で言うと、責任能力よりも、訴訟能力でありますとか、あるいはもっと踏み込んで受刑能力だとか、その辺をきちんと鑑定する必要があるんじゃないかと思います。要は、さっき申し上げたように、受刑生活の中で反省させる、あるいはその後の社会復帰に資する処遇を行なうという視点に立ったら、やっぱり入り口でその辺のことをきちんと判断していただかなければならない、と思うからです。

入野田　とてもおっしゃることはよくわかります。実際に法廷に立つと、「被告人、そこに座っていてください」という、その言葉が理解できない被告がおります。

例えば放火罪の場合は、放火罪は非常に立証が難しいんですね。現行犯でやらないといけない。現場近くでにやにやして立っている。あいつはいつも立っているなと。おかしい、捕まる。で、当然のことですけども、ＩＱはぎりぎりです。五〇いくか、六〇いくかよくわからないけれども、簡易鑑定にかけるわけですね、大体、放火というと。ちなみに簡易鑑定は大体二五万ぐらいするんですけれども。放火だと割合と簡易鑑定というのはとりやすいという傾向があります。というか、大体とりますね。それをやりますとＩＱの値というのはぎりぎりが出ます。

ぎりぎりが出たときに、じゃあ裁判所はどうするか。で、さっきの世間体の話をすると、放火罪で捕まえましたと、で、捕まえた人間を刑務所に送らないとたたかれるだろうと。一つはそういう恐怖心みたいなのを裁判所は持ちます。検察官も同じです。これは責任能力を争わないというか、そこを問題にしない方向で行こうという、一種の談合的なものが生まれます。

じゃあ弁護側はどうするか。一応争うふりをします。ふりをしていて、僕がそうやったということを言いたくはありませんけれども。一応争うということをとったとしても、しょせん材料がない。じゃあどうすればいいかという方向が正直言って見えないのです。で、刑務所に行ってしまう。弁護人のほうはどうするかといったときに、さっき言ったのは、被告人が横でにやにやしているという状況で、もしかするとこれは無罪なんじゃないかというケースがあるのです、正直言って。責任能力がないという方向での無罪で争うことはもちろんあるんですけど。話を聞いていて全然支離滅裂なんですね、被告人の言っていることということというのは。

たとえば、スーパーでカートに電化製品やら大きななべやらいろんなものを乗っけるわけですね。乗っけて、ものすごい山盛りになっているわけです。山盛りになったまんま、そのまま店の外に出ていったりする人がいる。それを万引きだといって、窃盗犯だといって捕まえてくる。さあ、どうするか。それは簡易鑑定にかければいいんですけど、多くはかけない、窃盗だから。

こちらから見れば明らかにまずいなと。これは責任能力はないんじゃないのかと。いくら何でもこんなことをする、といったらあれだけど、やらないだろうと。なんですけれども、裁判の現場で何が起きるかというと、じゃあこの人どうするのと。じゃあ無罪放免にしますか。無罪放免にするというところの判断が、司法の側の人間はきかないのです。

裁判所はもちろんのこと、検察官もそうですし。多くのケースで、例えば万引きを何回もやっちゃうような、非常に不安定というか、いわゆる責任能力の点で問題があるケースというのは何人か扱ったことがあるんですけれども、そこは起訴しないのですね。起訴しないということで落とす。

ところが、上がってくると、極めて硬直化していまして、裁判の場でいくら責任能力を争ってもまずほとんどだめなんです。とってくれない。まず裁判所は責任能力の点については争うこと自体を否定的に見る。本人を前にすると、やはりこの人は弁舌能力はまずないのじゃないかと思える。いいか悪いかぐらいは多少はわかるかもしれない。ところが、一応刑法の建前では、いいか悪いかという判断がきいて、その判断したところに従って動けなきゃいけない。ところが動くことができない。おなかがすいたら人のものをとって食べちゃう。そういう人が多々いて、それが裁判に上がってくる。上がってきてどうするか。起訴された以上は、基本的にはほとんど有罪になってしまうという方向でしか答えが出せない。

つまり裁判が非常に硬直化したシステムになっちゃっていて、弁護側としてはその結論がある程度見えてしまっているから、どうするかというと一種の弁護側のアリバイづくりをする。責任能力を争います。これは無罪ではないかという主張を立てます。この点について異議があるという主張を立てます。そういう記録だけは残しておく。で、何をやっていたのかというと、実質的に弁護活動というのはできていない。申しわけないけどできていない。

ちなみに国選弁護代というのは今は七万円か八万円ぐらいです。例えば僕なんかは事務所に勤めている勤務弁護士ですけれども、そうすると事務所に内緒で仕事をするというような世界になってしまう。あるいは自腹でやるということになる。そういう状況では、正直言って、責任能力を争う……。例えば、鑑定のお医者さんを立てるということは、被告人は大体の場合無収入でお金を持っていないので何もできない。そのまま結局、現状追認で、自分たちのアリバイだけつくっている。何もできていない。そういうところに今いるわけですね。非常にジレンマがあります、正直申し上げて。というところです。あまり答えになっていないかもしれません。

岩波　ありがとうございます。同じ問題について、山下先生、少しご意見を伺いたいのですけども。

山下　弁護士の山下です。同じような話になるかもしれませんが、一つは、警察の段階で非常に立派な供述調書がつくられるというのが、この問題の出発点になっていると思うんですね。

山本さんの『累犯障害者』という本でも取り上げられている宇都宮事件、宇都宮での冤罪事件というのがありまして、これも、論告求刑まで行って結審した後、たまたま真犯人が出たから、そして、本人ももちろん自分はやっていないということを言っていたんですけども、たまたま真犯人が見つかったから無罪になったのですけども、これも立派な供述調書が作られていて誰も疑っていなかったし、弁護人も罪を認めていたという事件です。

知的障害者のために、本当は供述調書に載るようなことをきちんとしゃべれるはずがないけども、警察は、成人の普通の事件であっても、本人がしゃべってもいないようなことを、あたかも本人が話したかのような整然として立派な調書を作るつくる能力を持っているために、こういう知的障害者の事件でも立派な調書を作ってしまって、それが司法関係者の皆さんに誤解を与えてしまっています。

岩波　そのあたり、裁判官とか検察官もわかりながらやるわけですか。

山下　日本の場合、とりわけ裁判官が、供述調書については、全く疑わないというところがあるんですね。

岩波　本人を目の前にしても、おかしいなというふうには思わないわけでしょうか。

山下　思わないのだと思うんですね。日本の場合、供述調書を頭から信用してしまうというか、調書神話というのがあって、立派な調書が作られて、それが非常に理路整然として、読んだだけで、裁判官から見れば、本人がやっていなければここまでわからないだろうというふうに勝手に思って、そういう供述調書を信用してしまう。それは、司法関係者全員、恐らく弁護人であっても、例えば国選弁護人であれば、供述調書を読んだら、何となく本人が罪を認めているから、まあしょうがないかというふうになっているのかなと思います。

そういう意味で、警察段階で、そのような形で、本人の実際の供述とは関係なく、立派な供述調書が作られるということを認識して、それをチェックするいうシステムを作っておかないと、警察段階で立派な調書が作られて、検察庁に行くと、検察官はその供述調書を読んで、それなりに事件はあって被疑者はそれを認めているんだなというふうに思ってしまうという形で、その問題をスルーしてしまっているという気がします。もともと日本の警察は、少年についてもそうですし、知的障害者についてもそうですけど、それ以外の普通の成人の人の事件であっても、あまりそれを意識することなく、立派な供述調書を作って、犯罪についての証拠として一丁上がりという形で事件を処理し、一件記録を検察官に送致してしまいます。そういう捜査のシステムのあり方をここで変えていかないと、その後の捜査の流れは、すべてそれを前提に流れていって、事件の有力な証拠として取り扱われていってしまうことになります。

事件の被疑者の個性というのは、そこでは失われてしまっており、供述調書の中で、一つの事件として作られてしまったものは、すべての司法関係者が、その供述調書の中で構築された世界を前提に動いてしまい、それが被疑者の語ったことではないということをみんなが見過ごしてしまうことになります。目の前にいる被疑者本人よりも、供述調書という記録の方を重視して裁判を進めてしまうという本末転倒のことが行われており、そこは非常に問題ではないかと思うのです。

岩波　要するに、裁判まで至るプロセスというんでしょうか、警察の聴取の段階で、既にある意味事件がつくられてしまっている傾向があるんじゃないかということでしょうか。

山下　最近議論があるのは、「取調べの可視化」と言われている取調べ状況の録画・録音の問題です。もしこれがされていれば、一目瞭然で、供述調書が作られている過程や仕組みというのが分かると思うんですが、まだそれが実現していないために訴訟関係者にはそれが分からない。特に裁判官がそれを分からない。先程述べたように、裁判官は、供述調書を絶大に信用しており、書面を信奉している訳ですけれども、それを金科玉条《きんかぎょくじょう》のごとく、供述調書による「自白」があるのだから事実に間違いがないというふうに思ってしまって、その被疑者を有罪にしていくという、そういう悪い傾向があると思います。

岩波　ありがとうございました。警察での精神障害、知的障害の取り調べ段階の問題ということを今ご指摘があったんですけど、山本輝之先生、そのあたり何か海外の実例とか情報をもしお知りになれば教えていただきたいのですけど。

山本（輝之）　海外では、英米とドイツの場合では違うと思います。英米の場合は恐らく、そのような場合は検察が起訴していると思います。起訴して、それで有罪になって刑務所に行くけれども、そこからトランスファーして病院に行くようなシステムがつくられており、それによって病院に入れて対応をしているだろうと思います。それに対してドイツでは、そういう場合、保安処分に回して、改善処分というもので対応していくという手続であると思います。警察段階での対応のシステムについてはよくわかりませんけども、法制度としてはそのようになっていると思います。

岩波　ありがとうございました。

山本（譲司）　そうですね。多分ドイツなんかはそうですね。日本でいう心神喪失状態と判断された触法精神障害者は、医療の場ではなくって、刑事司法の枠内にいなくてはならないようですね。それから私もいろいろ調べたんですけど、アメリカでは、いくつかの州で、知能指数五〇以下の知的障害者には一般的刑事訴訟手続きは適用されず、少年審判的な手続きをとっているのだそうです。そこでの司法関係者は、知的障害あるいは発達障害という人たちの特質を理解するための専門教育を受け、そのうえで彼らに対するコミュニケーション・スキルを身につけた裁判官や検察官が、裁判や取り調べにもあたるといいます。

岩波　ありがとうございました。

山本（輝之）　よろしいですか。

岩波　はい。

山本（輝之）　アメリカですけども、私が調べたところはあまり広くはないのですが、そういう場合に、知的障害だから責任無能力だという主張をあまりしないようです。責任無能力ということになると、矯正施設などに無期限で入れられることになります。それに対して、刑罰であれば刑期があるので無期限で入れられることはない。そこで被告人側もあまりそのような主張をしないと言われています。ですから、そういう場合は刑務所に一たん入れて、そこから刑期の範囲内で病院に入れるということが行われているようです。

岩波　確かにアメリカは州によってかなり制度が異なると思います。

責任能力の問題はまた改めて議論していきたいと思うんですが、最初に中谷先生のほうからご指摘がありました事件報道の問題について、ジャーナリスト関係の方が来られているので、少しずつお話を伺えればと思います。例えば、中谷先生がお話しになった、大阪堺市の事件ですね、シンナー中毒の一九歳の少年が幼女を殺害したという事件だったと思うのですが、実名報道がかなり問題になって、問題の本質が隠れてしまったのではないかというご指摘があったんですけど、そのあたりのことを、西本さん、ご意見を伺えるでしょうか。

西本　これは、高裁判決で、「実名報道によって少年の更生にどのような悪影響があるのか、原告側の立証はない」という理由で少年側の主張が退けられたケースですね。記事が掲載されたのは『新潮45』という雑誌ですけど、私は当時、月刊『文藝春秋』という雑誌におりまして、編集部内でも随分話題になったのを覚えています。外から眺めていて、新潮社が意図的に実名報道云々というところに議論を持って行って、世論をそちらにミスリードしたとは思わないんです。結果として、世間の関心がそっちに流れていってしまったんだろうなという認識ですね。

先ほど中谷先生がおっしゃったように、やっぱり問題の本質は少年のシンナー吸引をどういうふうに防ぐかというところにあると思うんですけれども、残念ながら実名報道云々というところに行ってしまったというところなんだと思います。

岩波　同じ問題について、森さんはいかがでしょうか。

森　少年犯罪実名報道と精神障害者の実名報道という、これはよく似ている問題じゃないかなと思います。マスコミ側としましては、前提として、被害者に接する、または取材する機会が圧倒的に多いわけですね。被害者及び警察、検察当局に取材する機会が多くて、加害者側への取材というのはあまり……。実際問題として、逮捕直後になると、特にこういう事件になると弁護士もまだついていないような状況が多くて、加害者側への取材はなかなかできないということで、一方的に警察及び被害者サイドに取材をするということの結果、感情論に近い形で報道してしまうことがあるということは確かにあると思います。ただ、そこは非常に難しいところで、実名報道をどういうふうにするべきかというのは、編集部なり、そのライターの判断に最終的にはよるものだというふうに思います。

シンナーの乱用について、おろそかになってしまうのではないかという危惧は確かにあると思います。それは精神障害についても言えることかと思います。それは一つには、精神鑑定に対するマスコミの理解不足といいますか、つまり、裁判になった場合に精神鑑定が時折取りざたされるんですけれども、例えば宮﨑事件の裁判での精神鑑定が何通りも出たりとかする実態があって、精神鑑定そのものに対する不信感というか頼りなさというか、そういうものが我々取材者側にあって、被害者寄りの――寄りと言うと変な言い方ですが、被害者及び警察の立場に立った報道をしてしまうということがあるんじゃないかなと思います。

岩波　東京新聞の加古さん、お願いします。

加古　実名報道の問題が大きくなって本質的な問題が報じられなくなってしまったということなんですが、まず申し上げたいのは、メディアは実名で報じるのが原則であるということです。ある問題が、事件が起きたときに、例えば「Ａさんが起こした」ということになると、リアルな感じが薄れてしまって、本当のことかどうかという信頼性にもかかわってくるわけですね。

だから実名が原則であるということが大前提なのですが、実名で報じない場合は現にあります。精神障害者が心神喪失あるいは心神耗弱状態で起こした犯罪は、新聞報道になる場合は原則として匿名になるわけですけれども、それは基本的には彼らに刑事責任能力がないということが一番大きな理由だと思います。メディアは、意図的に容疑者、被告を断罪するということは基本的にはないと思うし、あるべきでもないと思うわけですけれども、それを実名で報じることによって結果的にその人を断罪し、家族であるとか周りの人に影響を及ぼしてしまうことがありますね。それから、精神病が寛解したり治ったりした場合に社会復帰したときの障害になってしまうということもあって、匿名にしているという事情があると思います。

そういうことは、メディア的には非常に重要な問題ですから議論になるわけですけど、かといって、シンナー中毒の問題という本質的な問題を報じないということはないと思うんですね。このケースでどうだったかというのは、私は直接担当していないものですからよくわからないんですけれども、報じていないことはないんじゃないかと思うんです。

ありがちなのは、我々は本記といっていますが、中心的なニュースが一面であったり社会面であったり、非常に目立つところで、つまり閲読率の高いところで報じられる一方で、さらに掘り下げた記事が、中の特集面とか生活面といった、比較的目立たないところで報じられるような傾向があることです。目立たないがために、全く報じられていないのではないかというような印象を持たれてしまうのではないのでしょうか。

岩波　ありがとうございました。島田荘司先生にちょっとお伺いしたいのですけども、今、実名報道の話が加古さんのほうから出たんですが、先生も三浦事件等を通じて実名報道と報道被害のことをいろいろ論じておられたと思うんですが、そのあたり何かコメントがありましたらお願いしたいです。

島田　今、皆さんたくさんのことを言われて非常に興味深かったです。実名報道に関しては私は、陪審制とリンクさせて考えるべきと思っています。陪審員には、可能な限り予断を与えない方がいいですので、大量の犯人視報道は、公平な法廷審理の妨害になります。それがむずかしいなら、せめて匿名報道であるべきです。

今たくさん提出された興味深いお話に対しても語りたいと思うのですけれども、まず一つ大きな問題として、森さんが言われた、ちょっと専門家の頼りなさ、そういった印象が導いたゆゆしい結果として、被疑者が明らかに分裂している、そういう事件であるのにもかかわらず、裁判官がそれを無視しやすくなっている、つまり無視しやすい状況が司法のフィールドに生まれているのではないかと思われることです。これに関しても少し意見を述べたいんですが、その前に、池田小事件というものがありました。これに関して、例えばこのような考え方はないでしょうか。

宅間守という人はかつて自殺未遂をしておりまして、飛びおり自殺をしたんだがうまく死ねなかった。そして死ぬことに恐怖ができた。また強い頭痛持ちにもなった。そこで気が弱く従順な彼は、日本に存在する死刑制度を活用して確実に死を得たいと考え、そのためには最弱者に対し、冤罪の可能性がない衆人環視のもとで、できたらエリートの卵と言われる子供たちの学校になだれ込んで、一人、二人を殺したのでは無期懲役になってしまう危険があるから、努めて大勢を殺していった。八人というまで児童を殺傷して、そうして確実な死刑を得た。いわば、日本にある死刑制度が便利屋的に使われたという解釈も成り立つと思うんです。

もしもそうなら、このときの彼は日本の死刑制度というものの性質までをしっかりと見つめていたわけですから、ちょっと分裂病ということは、統合失調症とは考えがたいところがあります。山本さんはさっき本当の気違いというふうに、あえて差別用語を用いて言われましたけれど、宅間守は、最もそれらしくないケースとも言えるわけです。これは作り病ということが当時言われました。議論が盛んにされたと思うんですが、順番を繰り上げて死刑が執行されたことによって、どうもちょっと真相があいまいになってしまったようなところがある。

今、問題提起としてこういうことを申し上げたんですが、この考え方についてどのようにお考えでしょうか。つまり、死刑制度がなければこの事件は起こっていない可能性があると、そういうとらえ方ですね。

岩波　たしか西本さんは現場で、池田小事件を取材されたと思うので、何かご意見があったらお願いします。

西本　いま島田さんがおっしゃったのは、つまり最初から死刑という最終目標を見据えて宅間が一連の行動を起こしていたのではないかという推論ですよね。私が取材した印象では、その可能性は極めて低いんじゃないかなと思います。なぜかというと、彼は非常に奇矯な行動をかなり幼いうちから示しているんです。宅間の幼馴染や元クラスメートによると、彼は小学校低学年のころから、自分より力の弱い女の子ですとか下級生に対しての暴力行為、あるいは動物とかに対する虐待行為も含めて、かなり異常な行動を示していますが、当時、まだ一〇歳にも満たない宅間にそのような目論見があったとは考え難い。

でも、彼は一度自殺未遂を企てていますね。あごの骨を骨折しただけで、目的は達せられませんでしたが。その一点だけをとれば、そういう推論が成り立つのかもしれません。

島田　つまり、死刑制度がなくてもあの事件は起こったと。

西本　ええ、そう思います。

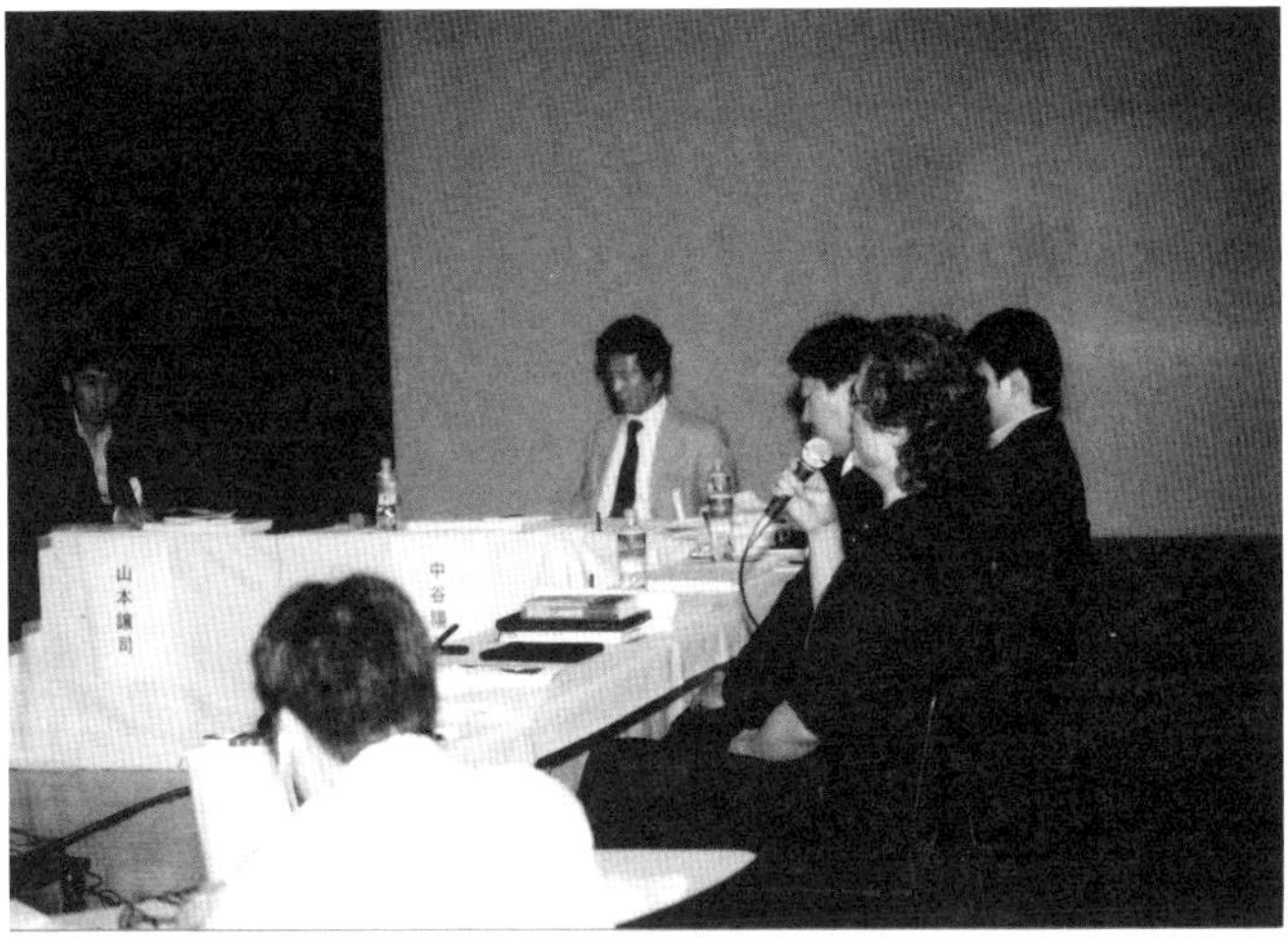

島田　ああ、そうですか。ほかにもちょっと、ご意見がおありの方は教えていただきたいんですけれど。

森　私も池田小の事件は取材しましたので多少あの事件については思い入れがあるんですけれど、取材をした相手というのは実名は出せないんですが、当時の捜査員ですね、実際に彼を取り調べた捜査員だとか、または何度か結婚、離婚を繰り返す奥さんだとか、元奥さんなんかも取材をしましたんですが、特にすごいベテランの捜査員、こういう割と猟奇的な事件というか殺人事件を取り扱ったことのある捜査員の感想としては、やはり彼はものすごい演技者だという言い方をするわけですね。それが正しいのではないかなというふうに思いました。だからといって、死刑を目指してこの犯行をやったというのはちょっと飛躍し過ぎのような気もしますが、彼の中での何らかの計算はあったような気はします。

岩波 森さん、計算というのは、具体的に言うとどういった内容をご推測しているのでしょうか。

森 突発的にやってしまったということは確かにあるんでしょうけれども、その後の対応というかですね。要は、世の中が彼をどう見るか。つまり、彼は精神病質というか犯罪を楽しむタイプの人間じゃないのかなと。自分が犯した犯罪に対して世の中はどう見るとかということを楽しんでいるタイプの人間ではないかなという、印象論でしかありませんけど、そういう意味での計算というか、いろんなマスコミに対するアピールの仕方だとか、そういうことを考えるとそういう印象を受けています。

岩波 今、精神病質という単語が出たんですけど、島田先生がご指摘のように、アメリカなど海外の精神病質者の犯罪と、日本で精神病質と言われている人たちの犯罪というのは、どうもかなり違うという感じは確かにあります。いわゆるアメリカのサイコパスたち、マス・マーダーの犯人ですね、大量殺人者は殺すこと自体、犯罪を犯すこと自体を非常に楽しんでやっているという印象があります。あるいは「デュッセルドルフの吸血鬼」と呼ばれたドイツのペーター・キュルテンなんかもそうだと思うのですが、日本ではそういうタイプの精神病質の犯罪は少なくて、むしろ何となく動機めいたものが、快楽という意味とは異なる動機めいたものがあるというような印象が、島田先生がご指摘のようにあるのですけど、その辺、島田先生は何かご意見をお持ちでしょうか。

島田　それも大変重要ではないかと考えるんです。先ほどの、精神科医、専門家が見て明らかに分裂病であるにもかかわらず、裁判官はそれを無視してしまうというのはなぜなのか。どうしてそういうことが起こるのか。専門家の鑑定は、法廷でこそ最大限に重要ですから。これは精神鑑定が主軸のケースじゃないですが、私も秋好英明事件というものの支援をやっていて、自明と思われる事実が判決文で無視されるということは経験しました。

なぜこういうことが起こるのかと考えたとき、今まで先生方が挙げていただいているサンプルとしての事件があります。ちょっと試しに抜き書きをしてみたんですが、一九八四年のエドウィン・ライシャワー事件。それから八八～八九年の、今話題に出ています宮崎勤の事件。それから九七年の有名な酒鬼薔薇聖斗の事件ですね。二〇〇〇年はなかなか多くて、バス・ジャック事件とか、岡山・金属バット事件、それから豊川の主婦殺害事件、これは一七歳の少年が六四歳の主婦を殺害したという事件、それから大分の隣家家族六人殺傷事件というものがあります。

二〇〇一年に、今お話に出ております池田小の乱入事件。二〇〇四年には看護婦四人組の事件というものがあります。二〇〇五年には、一六歳の少女がタリウムを飲ませた母親を冷静に観察してブログに書いたという事件がありました。二〇〇六年に、まだ記憶に新しい、幼稚園児二人を母親が殺害したというケースがありました。二〇〇六年に、川崎市の小学校、三歳児児童投げ落とし事件というものもあります。そのほかにもレッサーパンダ事件とか、御手洗怜美《みたらいさとみ》ちゃんの事件とか、長崎の幼児突き落とし事件とか、それからこれは重要度はいささかさがりますが、島田紳助に殴打された吉本新喜劇の女性社員が、ＰＴＳＤを主張するというような事件もありました。

例えばアメリカ人の専門家に考えさせたとき、この内で精神病質、いわゆるサイコパスの事件と判定しそうなものは、宮﨑勤さんの事件一つだけではないかと思うんです。これは明らかにサイコパスの要件を満たして見えます。

シリアル・マーダーであるということ、つまり連続しております。それから非常に無感動に見えるということ。罪の意識というものがほとんど感じられず、道徳観というものが極めて希薄になっていて、ちょうど昆虫か何かをつぶすようにして、人を殺していっている。少なくともそう見える。そして、性衝動が絡んでいますね。それ以上のかかわりは、とりわけ怨念や応報感情の介在は、被害者と実行者との間にも、実行者と社会の間にもない。ですから、これはサイコパスのケースではないかと思うんです。

しかしこのほかのケースに関しては、分裂さえしていなさそうなものが多いように、見受けられるんですね。ライシャワー事件なんかは、これは妄想から得た動機かもしれません。それから投げ落とし児童の事件、これもおかしいですね。しかしそのほかは、極めてつじつまが合った、むろんあくまで日本流のつじつまであり、実行者の内部でのみですけれども、ゆがんだ道徳を具現しているという、そういう事件であるようにも見受けられるわけです。ある意味で、通常的な事件と言えなくもない。

というふうに考えたとき、精神障害という大きな武器が持ち出されることによって、かえって事件の解釈が混乱しているんじゃないか。戦後の日本に、例えば若輩層に向けて行われた行儀強制の暴走という風潮があったと思うんです。若輩に行儀を守らせるためには、殴打くらいしてもよいのだ、といったもの。若い人間は、問答無用に行儀よくさせなければいけないんだ、といったわが儒教型の感性。こうした近代日本に独特の、道徳の暴力性というものを物差しにして考える方が、むしろ有効に思えるんです。

これはもとを正せば日本の鎖国ということに端を発するかもしれない。簡単に説明しますと、長い鎖国によって海外列強と軍事力の面で非常に大きな差がついた。だから植民地化の危機があるといったおびえが為政者側に発生した。そこで極めて短期間に軍事力を国際水準にまで高めなければいけないと判断されて、殴打等によって、促成栽培的に命令系統に従順な兵隊がつくられようとした。

で、敗戦がありましたけれど、共産主義への防波堤的な位置にたまたま日本列島が位置したために、こうした行儀暴行の罪は十分には裁かれなかった。そこでわが道徳の暴力性はいささかも反省されず、そのまま民間に引き継がれて、こんどは高度経済成長達成の鞭として機能していくわけです。しかし根底は行儀道徳ですから、指摘や改善の声はない。そしてわが人心は、この絶望によって荒廃していくわけです。つまり先に述べた行儀強制の暴走とは、軍事由来のものであり、鎖国を通過した日本に特有のものです。

こうした国策的な道徳感のゆがみ、それとも暴走というものを、犯罪者が借用している気配もなしとしないところがある。あるいは本気になって、極めて自分流に解釈して行使している。つまり挙がった事件の多くは、特有の近代史に由来する日本型の悪感情とか、それから道徳感性のゆがみとか、つまり道徳と殴打暴行とが一体化しているということですが、これは戦争用に国が準備したものです。今日の自殺問題は典型です。そういうものの議論も必要と考えます。こういうもののよってきたる場所の議論も、同じ比重で重要じゃないかということですね。精神障害という考察も非常に重要ですけれども、それと同時に、こうした一般的な議論もおろそかにしてはいけないということを、一つ申し上げたいわけです。

岩波　島田先生、貴重なご指摘をありがとうございました。犯罪の背後に、日本型の社会問題のようなものも影響しているのではないかというご指摘だと思います。

島田　もう一つ。精神障害というのは確かにあると思うんです。人格障害と、それから心身症、分裂病、そういった原因による犯罪は確かにあろうと思うんですが、そのときにアメリカ人には、程度によってランク分けをする発想というものが、感性の内に自然に備わっています。

陪審制度の存在とも関係があると思うのですが、宮﨑勤なんかの事件は、非常にサイコパスな事件である。酒鬼薔薇聖斗の事件もそれが疑われます。ですが、校門に首さらしみたいな応報期待ともとれる形態からすれば、ちょっと要件を欠くかもしれませんが。少年の犯罪ということで、犠牲者との関係など詳しい内容が開示されず、ちょっと解かりませんでした。

とにかく精神障害の要素というものが非常に大きくかかわっている事件、これがやや薄いもの、非常に薄いものといったランク分けをして、脳裏の座標軸の上に配置していく発想が、欧米人にはあるんです。そうせず、正常異常の二種への分類発想と誤認されると、裁判官に無視されやすい状況が生まれていくということです。そういうことも、ちょっと申し上げたいと思いました。

岩波　ありがとうございました。ディスカッションも尽きないのですが、二時間半余り経過しましたので、ここでちょっと一たん休憩ということにさせていただきたいと思います。後半はまた今の精神病質等の議論から始めたいと思います。

（休　憩）

岩波　そろそろ後半のディスカッションを始めたいと思います。

先ほど最後は精神病質についての議論だったわけですが、精神病質あるいは人格障害は、日本の裁判過程で基本的に責任能力はあるというふうに考えているわけですけれども、その辺、他の諸外国では大分様子が異なるようです。その辺のレビューを山本輝之先生に少しお話しいただければと思います。よろしくお願いいたします。

山本（輝之）　先ほどもお話ししたんですが、人格障害者の場合、ドイツ、スイス、オランダなどでは、保安処分で対応するということになっていると思います。これに対して英米のほうは、先ほどと同じになるのですが、人格障害者の場合でも起訴して、原則としては刑務所に入れる。その場合に、治療が必要な場合には、そこからトランスファーして病院に入れるという対応をしています。

岩波　それに関してなんですが、欧米、すべての国ではないんですけど、犯罪を犯した精神障害者のための特殊な病院あるいは施設というのが、イギリスの特殊病院を初めとしてあると思うのですが、そういう中にも、ある一定の割合で人格障害あるいは精神病質、あるいは性犯罪者という方が含まれていると思います。日本と諸外国でその辺の扱いが違うのはどういう理由からなんでしょうか。

山本（輝之）　日本では、人格障害者の場合は責任能力はあるし、医療には適さないという考え方が強いと思います。諸外国ではもう少し広くとって、いろいろな処遇プログラムを行えば改善する可能性もあるということで、保安処分としての改善処分を科すということが行われていると思います。

岩波　日本の現状について、先生ご自身の、そのあたりの扱いについて何かお考えをお持ちであれば教えていただきたいんですけど。

山本（輝之）　なかなか難しい問題ですが、医療観察法の場合、現状といたしましては、治療可能性ということが要件となっています。したがって、医療観察法で病院に入れることができるのは、治療によって治すことができる病気の場合に限られるということで、統合失調症が一番ターゲットになっています。それに対して、人格障害などは治すことはできないから、これは医療観察法では引き受けることはできないというのが恐らく今の運用だろうと思います。したがって、そういう人は、結局、医療観察法のほうに回せないので起訴して刑務所へ行くということになります。

しかし先ほどから問題になっていますように、医療刑務所といっても、精神医療のほうについてはあまり十分なものはなされない。そのためほとんど治療がなされないでまた出てくるということになる。また犯罪を繰り返すということになる。その受け皿をどうするのかということが今後問題になってくるだろうと思います。

岩波　そうすると、人格障害や発達障害も医療観察法に含めるべきであるというふうな方向でお考えでしょうか。

山本（輝之）　それは非常に難しいと思うんですけども、現在は医療観察法はできて、その運用が始まったばかりなのでなかなか難しいという問題があるだろうと思いますけども、今後はやはり何らかの形で医療観察法のほうでカバーしていくということが必要なのではないかと思っています。

岩波　中谷先生にちょっとお伺いできればと思うんですけど、先生のご論文の中で、医療観察法においては医療になじまないものは排除するような傾向は問題なのではないかというように書かれていると思うんですが、その辺の先生のご意見を教えていただけますか。

中谷　保安処分という言葉が出たんで、ちょっとそのことから入りたいと思います。しばらく以前のことですが、日本精神神経学会と日弁連がスクラムを組んで保安処分反対闘争をやって、法務省が出した保安処分案、これは結局とんざしたという経緯がある。精神医学の世界でも保安処分の「保」という文字はタブーなんですね。保安処分というのはとにかくアプリオリによくないものなんだと。

今の医療観察法にしても、実際にやっていられる方々は、これは保安処分ではないんだからいいんだというふうな、そういう考えなんです。これはちょっと私は以前から疑問を持っていまして、まず保安処分というのはどういうものかですけれども、これは教科書的にいえば裁判所が言い渡す処分です。ただ、刑罰ではない。刑罰というのは、その人が犯した罪に相応する償いをさせるというのが刑罰ですね。保安処分というのは、その人が持っている危険性をなくすために、その人の自由を拘束する。その人の自由を拘束して、で、治療なり教育なりをする。これは将来どの程度のその人は危険性を持っているかということを基準にするんです。ですから、同じ裁判所が言い渡す処分でも、刑罰と保安処分は別のものなんですね。

代表的なものはドイツに改善・保安処分というのがありまして、これは保安処分の典型なんですが、これは裁判所が言い渡して、で、実際の刑罰と別に、あるいは刑罰プラスというふうなことでやっているんで、そのための司法精神病院というのがあるんですけれども、そのための特別の専門的な施設ですね。で、そこに行きますと、かなり人格障害の方が入っている。むしろ統合失調症より多いですね。で、行ってみますと、あまり病院という感じはしなくて、学校みたいなものですかね。非常に塀は高くて厳重に仕切られていますけど、中はかなり自由がきくというふうなところなんですけれども、なぜそうなのかというと、これは保安処分だからです。あくまで刑事政策の中に医療的な部分をつくって、だから危険性というものが優先されるわけですね。そうなりますと、危険性の高い人格障害の人というのは、必然的にそういう刑事的な中につくられた医療のユニット中でそういうものをやるということになる。

日本の医療観察法は、これは保安処分ではないかどうかというのは実際議論があって、刑法学者の中には、これは隠れた保安処分だと。確かにそういう面がある、否定はできない。なぜなら、そもそもこれができた発端というのは池田小学校事件で、とにかくそういう危険な精神障害者から社会を守らなければいけない、これが非常に強いドライブになってできた、これは紛れもない事実ですし。それから、その要件というのは、先ほど私が説明しましたように、重大な他害行為というのが最大の要件になっていることですから、重大だということは、それだけ社会に対して脅威的な危険の強い者についてやっていこうという、これも危険性ということは非常に重視しているはずなんですが。

ただ一方では、これを決めるのは裁判ではなくて審判であるとか、それから実際の運用においても非常に医療的な色彩が強いというところでありまして、私はこれを保安処分と医療的な処分の折衷だというふうに前々から言っているわけですね。で、医療の枠の中でやっていくのか、刑事政策の枠の中で、刑事司法の枠の中でやっていくのか、これは一長一短だと思うんです。保安処分は決してアプリオリに悪いというものではなくて、どういう点でよく、どういう点で悪いのかというふうな比較考量の問題だと思うんです。これはしっかり議論しなくちゃいけないと、私は一生懸命、保安処分、保安処分と言っているんですけれども。

保安処分というのは、実は二〇世紀の初めごろにどっとヨーロッパでできている。その当時の一つのトレンドで非常に進歩的なやり方だというのは、その当時、犯罪者というのは教育とか治療で治せるんだというある種のオプティミズムがありまして、そのための積極的なやり方、制度として、ドイツとか、スイスとか、オランダとか、オーストリアでできたという。それが一つの歴史的な遺物みたいになっちゃって、かなりその中で身動きがとれなくなってきているという現状もあるんで、ですから保安処分というのはそういう歴史的な背景と切り離して言うことはできないし、今さらそういったものを今の二一世紀になってつくるのも、これもまたナンセンスな話というふうなことなんですね。

ドイツに、そういう司法精神科病院、人格障害の人がかなりいるというところに最近行った人の話を聞いたんですけども、日本の医療観察法では人格障害は除外しているんだというふうなことを向こうの医者に話したら、それも得策だったかもしれないなというふうに言ったといいます。だからドイツはドイツで苦労しているんです。どちらのやり方でも一長一短ですね、難しいところはあるということですね。どちらがいいかというのは、保安処分は頭からいけないんだというふうなことではなくて、きちんと客観的に、実証的に、治療効果とかそういったことを考えていくべきだろうと思います。

岩波　ありがとうございます。山下先生は医療観察法についていろいろ問題点をご指摘だと思うので、少しコメントをお願いできればと思います。

山下　確かに、現在の医療観察法は、対象となる精神障害からとりあえず人格障害は除くことを前提に作られています。それは、一つは、それを入れてしまうとまさに、治療可能性とか治療反応性と言っている点が問題になります。結局、治せない人に医療をしても改善が見られないために、逆に、長期間、身体拘束をさせてしまう可能性もありますし、制度としてのキャパシティという点からも、人格障害までを対象にして強制医療をするキャパシティがないということで、治療反応性のある人だけを対象にすることになっています。現在、厚労省が作っている処遇ガイドラインでは、入院でも一年半でとりあえず退院させるということです。実際には、それより長く期間入院している対象者もいるようですけれども、医療観察法は、そういうスタンスで、あまり長い期間、対象者を身体拘束して強制医療はしないという前提で作られています。

日弁連でこの問題を担当している委員会の中の部会では、私もそこに入っていますけれども、例えば人格障害者を対象にしてしまうと、例えば一〇年も二〇年も強制医療を行うことになるが、これはまさに保安処分そのものであるという見解をとっています。先程お話があったんですけど、医療観察法は保安処分的な内容を持っているけれども、現在のような、短期間で、なるべく治療反応性のある対象者だけを対象にして短期間だけ強制医療を行うというシステムにすれば、辛うじてギリギリ許容範囲内である。しかし、人格障害者に対して――もちろん、人格障害も、将来的には医療観察法による強制医療の対象にしていくという可能性はあり得るとは思っていますけども――、極めて長期間にわたって強制医療をしていくということになるのであれば、それはまさに保安処分です。したがって、私としては、真正面から、保安処分の新設を求めるという形で、きちっと法案として提出するなどして、国民的な議論をすべきであるという立場です。

今回成立して施行されている医療観察法は、最終的に、当初の政府案が「再犯のおそれ」を要件にしていたのを、与党修正で削除するという修正をされて作られたという経過があり、日弁連としては、それを根拠に、保安処分ではなくなったという理解をしています。その意味で、人格障害の問題は、確かに将来的にはそちらにも広げていくということはあり得ると思うんですけれども、現在の医療観察法のキャパシティというか、法律の作り方としては、その対象には入っていないと考えた上で、将来、法律自体を改めるか、別の法律で保安処分を入れるかどうかも含めて、もう一回きちっと議論し直すべきであり、単なる運用の問題で、そこまで広げていいかという点には疑問があります。

岩波　先生のニュアンスでは、一年半というのは、それでも長過ぎるという。あるいは一年半ぐらいなら許容されるということでしょうか。

山下　長過ぎるというわけじゃないんですけども、一年半とかいう基準を出してやっている運用自体がとりあえずギリギリ許容範囲内なんですけど、これが五年、一〇年とか、そういう単位になっていくと、これはまさに保安処分そのものなので、そういう運用はどうかということです。

岩波　その辺の感覚の違いだと思うんですが、医療的な感覚ですと、保安処分の話はおいておくとしても、入院期間が五年といっても決して長くはないんじゃないかと感じられます。五年かかる例もあれば、一〇年かかる例もある。一〇年かかる例もあって、危険性は別にしても、それほど改善しない例もある。それは主として統合失調症の人ですが。ですから、少なくとも私の感覚では、一年半というのは逆に短か過ぎるのではないかと感じます。もう少し長い設定もあってもいいんじゃないかというふうにも思うんですけど。

山下　確かに、実際、現状としては、一年半を超えているケースもあると思うんですね。実際には、もう指定入院医療機関は満杯状態で、なかなか新しい対象者が入れないという状態になっている。これは、入院した対象者を一年半で退院させるというガイドライン自体が破綻しているということを示しているのだと思うんですが、症状によっては、確かに一年半では短か過ぎるという場合もあり得ると思うんですね。

岩波　やっぱり施設のベッド数自体の問題も非常に大きいと思うんですけれども、海外のことはより詳しい方がフロアにもいらっしゃるのですが、例えばイギリスなんかでも、特殊病院と地域保護病棟を合わせますと二〇〇〇床から三〇〇〇床ぐらいになるでしょうか。ですから日本で計算しますと五〇〇〇床から六〇〇〇〇床は必要になるということです。同じ基準でつくればですけども。

山下　日本の場合は、当初予定していた地域ごとに指定入院医療機関を作るという計画の多くが、地域住民の反対などによって駄目になってしまったため、現在、既にある旧国立病院を利用する形で、規模の小さな形で各地域の指定入院医療機関のベッドを確保していくというやり方に転換しており、それで徐々にそれができつつあることは確かなんですが、当初予定した、各地域ごとに、すなわち、一つの県ごとにそういう施設を作っていくということは破綻してしまっているので、入院する対象者が入る指定入院医療機関が、どうしても地域的に偏った形になります。

例えば、現在ですと、対象者について入院命令が出ても、沖縄にある病院に行かされることになってしまいます。つまり、東京地方裁判所の審判で入院命令が出されても、国立武蔵病院の病棟は満杯なもんですから、沖縄の指定入院医療機関に入院することになってしまいます。これだと、何の縁もない、知り合いもいない地域の病院に入ってしまうために、社会復帰のための試みがほとんど不可能になってしまうとか、そういう問題が生じています。日本では、なかなかそのようにして入院処遇を受けるための受け皿の方が十分できていないということもあって、ちょっと今、医療観察法自体の運用が少し難しくなっているところがあると思います。

岩波　ありがとうございます。

中谷　ちょっといいですか。

岩波　はい、お願いします。

中谷　医療観察法の話が出たので、追加します。これ、国会で議論されているとき、最初の原案は「再犯のおそれ」ということがあったんですね。この「おそれ」という言葉に一番敏感に反応したのは日弁連なんですね。で、いろいろ議論があって反対意見がよく出されて、最終的に、最初に私がスライドでお見せしたような文言になって、「同様の行為を行うことなく社会復帰をさせるために」ですね、これ、すごく回りくどい言い方ですよね。だけど言っていることは「おそれ」ですよ。同様の行為を行うおそれですね。ただ言葉狩りみたいなもので「おそれ」という言葉を取って、それをあたかも鬼の首をとったかようなことを日弁連があちこちで言っていまして、これは非常に医療観察法にとって私は不幸だったと思う。

はっきり「おそれ」という言葉は中に入れるべきだろう。そうすれば、果たしてこの対象者はおそれがあるんだろうか、あるいは処分を終了するときに、開示するとき、本当にこの人のおそれはなくなったんだろうかと、まじめに考えると思うんですけれども、何かわかったような回りくどい文言では、かなり甘くなるということが一つ。それから、医療観察法というのは、いかにも医療的な医療目的のためのものでもって保安的なものはないんだというふうなことで、それがいいかどうかということなんですね。これも私は非常に疑問があるところです。

確かに、実際に今、医療観察法を運用して頑張っておられるスタッフの方々はそういう意識で、それはそれでいいと思うんですが、非常にすばらしいことをやっているんですよ。大変レベルの高い、ぜいたくなスタッフ、ぜいたくな設備、いろんなレベルの高い治療プログラムでやっておられるのはいいいんだけども、それにフィットしない対象者を除外していくような結果になってしまうと、それはよくないだろう。結局そういう人たちは刑務所に流れていって、山本譲司さんが話されたようなああいうところに行っている。一体何のための医療観察法なんだということになります。

もともと医療というのは、犯罪歴があるとか、反社会的な行動があるとか、そういう人に対して昔から非常に拒否反応が強い、招かれざる客で、できればそういう人たちを自分の病院にしょい込みたくない。それは仕方がないと思うんですね、一般病院ですからね。そのためにできたのが医療観察法のはずなんだけれども、医療観察法自体ができるだけそういう難しい患者はちょっとというようなことで、そんなふうに進んでいる。となると、医療観察法というのはそういうもんだとなると、じゃあ、これと別個にやっぱり保安処分が必要なんじゃないかというふうな議論が、先ほどちょっと触れられたんでおやと思ってびっくりしたのですが、そういうことはあり得ると思うんですね。

確かに社会防衛とかいうふうなことを我々医者が考えるべきことではないかもしれないけれども、そういうリスクということは十分考えて、そこをカバーしていけるような制度に医療観察法をしていかないと、結局、お金ばかり使って何のためのものなんだということになります。結局、最後にこぼれるものを救うネットは刑務所だというふうなことになって、全く意味がないというふうに思います。

岩波　ありがとうございます。医療観察法自体はそもそも、先ほどお話がありましたように、池田小事件に始まる保安強化の動き、あるいは犯罪に対する厳罰化というところと関係していると思うんですけれども、もう少し根本的な問題に立ち返りまして、いわゆる刑法三九条自体の是非を問題にする動きも時々見られると思います。それはいろいろな視点から行われており、三九条は精神障害者の人権を認めていないからよくないんだという方々も一方でいるんですけども、むしろ今は、現実には厳罰化の流れの中で論じられている面が強いと思います。そのあたり、西本さんはどうでしょうか。

西本　「三九条は逆差別である」とする論者、つまり心神喪失・耗弱の精神障害者にも何らかのペナルティを科すべしとする意見もありますが、私はそうは思いません。が、あの短い条文の中には様々な問題が内包されていると考えます。

医療観察法に戻りますが、これはそもそも二〇〇一年の大阪・池田小事件を契機として整備・施行が急がれた法律ということになっていますが、どうも原因と対応が嚙み合っておらず、チグハグではないかという印象を否めません。

宅間守という人物は、池田小事件を起こす前にも何度か精神科の通院歴がありますが、「宅間を野放しにした」として非難を浴びた兵庫県の仁明会病院は、わりと早い時期から「人格障害」と判定しているんですね。しかし、宅間の人格障害では「心神喪失・耗弱」状態とはみなされないため、いったんは措置入院という処分が下されても、ごく短期間で社会に復帰し、以前と同様に幾つものトラブルを引き起こします。そして、その延長線上に池田小事件の凄惨な現場がある。このような事件を二度と起こしてはならない、自傷他害のおそれのある精神障害者が野放しにされるような現状は一刻も早く改善されなければならないという願いを込めて、措置入院制度に代わる新たな法的枠組みを整備しようというのが、そもそもの発端でした。

一方、宅間守自身のその後をみると、最終的には「人格障害」と判定され、心神喪失・耗弱状態でなかった、つまり刑事責任を問えるという結論に達し、極刑に処せられています。

そして肝心の新法のほうは、医療観察法の正式名称が「心神喪失等の状態で重大な他害行為を行った者の医療及び観察等に関する法律」となっているように、心神喪失・耗弱状態でない精神障害者については全くノータッチであり、宅間のようなケースを予防するセーフティネットには全くなっていないわけです。明らかに他害の危険性を秘めた存在でありながら、彼らを受け止めるシステムは構築できていない。つまり、「池田小事件を二度と繰り返さない」という当初の志からは微妙にずれた結論になっているわけで、私はこれがずっと大きな疑問として引っ掛かっていました。

ここで最初の三九条に戻りますが、ならば心神喪失・耗弱状態ではないとされる精神障害者の扱いはどうしたらいいのか？　たとえば人格障害と統合失調症のうち人格障害に近い症例を厳密に区別することはできるのか？　そもそも心神喪失・耗弱とは何なのか？　といった問題意識が出てきます。精神障害者の人権云々を議論する前に、心神喪失・耗弱と刑事責任能力という二つの点において、司法、精神医学界、そしてメディアの間において明確なイメージを共有できていないことが問題だと思います。

岩波　そうしますと、精神科的な診断自体の問題が大きいのではないかということでしょうか。

西本　そうですね。

岩波　たとえば、統合失調症と人格障害の区別はきちんとできるものなのかという点などが問題となるのでしょうか。

西本　宅間のケースひとつをとっても、「分裂病」とした専門医もいれば「ボーダー」と判定した病院もある。鑑定の結果は人によりけりで、高名な鑑定医の方でもよく間違ってらっしゃるような気がするんですよね。そもそも議論の出発点である鑑定があやふやだという条件下では、きちんとした議論にならないのではないかという疑念が拭えません。

岩波　確かに、先ほどの池袋の事件なんかは、こちらに鑑定にかかわった先生もいらしていると思うんですけども、一審の診断が分裂病型人格障害だったと思うんですね。現在の名称は統合失調型人格障害ですか、あるいは失調型パーソナリティー障害でしょうか。で、その後の二審の診断、あるいは中谷先生の診断は統合失調症ですね。ですから、一審の人格障害は、通常のサイコパスというんでしょうか、あるいは反社会性人格障害ではなく分裂病に近い不全型のような人格障害という診断ですね。

　そういうものが一方であるんですけど、もう一つ、いわゆる精神病質ですね、サイコパスというもの、それと精神病はどれぐらい判別できるかという点も重要です。このあたりは中谷先生か、別の先生にお話しいただいたほうがいいと思うんですけども、中間型みたいのも確かに想定はされています。両方の特徴を持つような、類破瓜病《るいはかびょう》というんでしょうか、そういったものもあると言われていますので、一〇〇%きちんと診断できるかというところは確かにわからないし、医者によって診断はばらばらになるということも起こり得るものと思います。

西本　私もいろいろ自分で調べてみたんですね。人格障害と、統合失調症の人格障害に近いものの症例、例えばどういうところが違うのか。何度見てもわからないんです。私はもちろん素人だからわからないんですけれども。専門家の先生方でも間違うということだと、相当難しいことだろうなと。そもそも、じゃあ精神鑑定って何なのと。三九条で定めている心神喪失・耗弱というのは何なのかなというところで、三九条の是非というのは僕は疑問には思うんですけど。

　精神医学というのは、ほかの例えば普通の疾患ですね、肉体的な疾患と違って、物理的に解明が進んでいるというもんじゃないですから非常に難しいんでしょうけども、ちょっとそのグレーゾーンが広過ぎるなという点で、三九条にはちょっと、不信感と言ったら変ですけども、あんまり、これだというふうに信じられるようなものはまだないんじゃないかなというふうに思います。

岩波　今の西本さんのお話は、精神医療の未熟さというのでしょうか、そのあたりから三九条自体もちょっと問題があるんじゃないかというお話だったと思うんですけど、ほかのパネラーの方はいかがでしょうか。

加古　三九条自体は私は当然に必要なものだと思っています。刑罰を科すということは、その人が刑罰の意味を理解して、更生するのでなければ十分な効果がありません。いわゆる「目には目を」みたいな応報刑であれば別にそんなことは気にしなくてもいいんでしょうけれども、そうじゃなくて刑罰には教育刑であったりとか目的刑であったりする側面もあります。ですから、そういう意味では三九条は必要なものだと思います。

ただ、精神鑑定に関して言うと、どこまで信じていいのかなという、疑問はあります。鑑定の結果として、三九条の対象になるかどうかということが正しくきちんと判断されているかどうかという疑問です。

例えば宮﨑勤のケースでいうと、解離性同一性障害、いわゆる多重人格と、人格障害と、統合失調症と、三つの鑑定が出ているわけですよね。そのうち人格障害ということに一応裁判上はなったわけですけれども、三つの鑑定が出ているということは、二つが間違っているか、あるいは三つとも間違っているかということとしかないと思うんです。仮に、統合失調症が正しいとすると、恐らく心神耗弱が認められるケースに当たると思うんですけれども、そうなると彼は死刑にはならなかった可能性が高い。それによって生と死が分かれてしまうわけですよね。

先ほど出た池袋の通り魔殺人事件の造田博死刑囚のケースも同じだと思うんですけれども、あれも弁護側の意見書を含めれば何種類かの鑑定が出ている。それが生と死の分かれ目になる。中谷先生の本を読ませていただいたんですけど、それによると、ロナルド・レーガン大統領を狙撃したジョン・ヒンクリーの事件では、弁護側と検察側の精神鑑定で合わせて一二の精神疾患の診断が登場しています。そうすると何を信じたらいいんだろうということですよね。そうしたことについて、精神科医の方々はどう考えているかお伺いしたいです。

岩波　ご指摘のように、まだまだ精神医学が他の医学より未熟な部分というのは多数持っていると思います。ただ、若干、精神医学を弁護するのであれば、特に司法精神医療については、非常に日本でおくれていたというんでしょうか、ある意味片手間的な扱いしか受けてこなかったというところがあるので、例えば鑑定やら何やらにしても、十分な時間をかけたりとか、複数の医者がやったりとか、そういうことは必ずしもなかったということもいろいろ不一致の原因となったんじゃないかと思います。現在でも、日本ではきちんとした司法精神医学というものは存在しているといえません。

中谷　私は別の考え方なんですよ。こういう話題になると必ず宮崎鑑定が引き合いに出されて、三つに分かれたじゃないか、同じ人間を精神科医が診て何で三つも診断が出るんだというふうなことですね。ただ宮崎のケースは非常に特殊です。非常に複雑なんです。私もかなり資料を読んだり、本人にも一度会ったりしていますが、ほんとに、ほんとにこれは正直言ってわからない。それともう一つ、レーガン大統領を狙撃したヒンクリー、これもわからない。ただ、これは、わからないほうの極端なケースなんですよね。だからそういうケースを何か持ち出して、精神鑑定というのは当てにならないというふうな、あるいは精神医学って未熟じゃないのというふうなことはちょっと飛躍があると思うんですね。そんなにばらつかないですよ、診断自体は。ほかの多数のケースに関しては。

岩波　森さんはいかがですかね。

森　それはおっしゃるとおりなんでしょうけど、要は、我々マスコミ側の人間からすると、一つは、被害者感情をだれがどう救うのかというのがまず一点あると思うんですね。それと同時に、病気だから仕方がないということだとは思うんですが、犯罪という事実は残るわけですね。犯罪を、じゃあそれは罰しなくていいのかどうなのかという単純な議論がなされていない。それともう一つ、犯罪をどうすればなくせるのか。社会を納得させるためには、その三つの要素が必要じゃないかと思うんですね。その上に立って、先ほどの医療観察法や、いろんな制度の見直しなり法律の見直しというのが必要になると思うんですが、そのあたりはどういうふうにお考えでしょうか。

中谷　確かに被害者の問題って避けて通れないですね。一体、鑑定人にとって被害者って何だろうなということなんですね。これは決して意識しないわけではない、少なくとも私の場合は意識しないわけではなくて、特に被害者が幼い子であったりというふうなことですよね。やっぱりかわいそうですよ。それで、証人尋問で我々は法廷に立つわけですけれども、傍聴席に遺族の方、例えば子供のご両親なんかがおられるとわかるんですね。視線が突き刺さりますね。これは全く私の主観的なものなんですが、視線が突き刺さるように感ずるんです。

だからといってね、我々が被害者感情を優先するなんて、これはもう鑑定人として全く失格です。我々は、やるのは診断であって、被害者感情を、あるいは社会的な処罰感情を代弁する立場ではない。それはあくまで裁判官がやるべきで、我々は、その人の、病気なら病気なんだということを言うしかないんですね。

岩波　森さんのお考えのように、国民感情というのは非常に重要なファクターだと思いますし、それに現状の三九条は一致していないというのはおっしゃるとおりだと思うんですけども、その辺を制度的にむしろ変えるべきだというお考えでしょうか。

森　三九条廃止云々ということよりも、国民が納得できる説明、例えば先ほどの医療観察法にしても、お医者さんも含め、マスコミも含め、法律家も含め、皆さんが議論して納得できる説明が必要だと思うんですね。それがなされないまま混乱しているような感じがして、例えば、時々、人権派の問題、人権派弁護士とかいろいろ言われますけれど、国民感情としては、人権派と言われている人たちは荒唐無稽なことを言っているように聞こえる場面というのが、裁判の中で多々あるんです。それはつまり三九条を利用しているように見えるので、という部分もあると思うんです。そのあたりを含めて、もう少し率直な議論をすべきじゃないかなというのが私の感じです。

岩波　おっしゃるように、法廷戦略としての三九条の利用というのはしばしばあるように思うんですけども、先ほどの山下先生との医療観察法の入院期間の話に戻りますけども、例えば殺人を犯したケースについて、それが医療観察法は一年半の入院ということで被害者あるいは国民が納得するかというと、私もノーだと思うんですね。その辺の説明というのは確かに行政側からも医療側からもなされていないし、本当に一年半でいいのかというところはまだ議論が必要だとは思います。

中谷　三九条をしっかり議論する。私、大賛成ですね。特に今後、裁判員制度ですからね、一般市民の方がプロの裁判官と一緒に審議するわけです。同じレベルで裁判にかかわるわけです。だから、これまでは我々は裁判官を相手にしゃべっていたことを、一般市民の裁判員の方にもしゃべらなくちゃいけないし、逆に質問を受けるわけですね。ですから、そういった意味で、これはもう開かれた議論をすべきだろうというふうなことです。

私自身は三九条擁護派なんですね。というのは、日本の刑事司法の中で、刑事司法の現場でだんだん三九条は影が薄くなって、骨抜きとまでは言わないですけど、非常に敷居が高くなっていますし、だんだん空洞化しているというふうな現状がどうもあるんですよ。そこで刑法三九条をなくせとか、要らないとか言うのは、あたかもタブーに挑戦するかのように聞こえるんですけども、私に言わせると、だんだん死に絶えつつある三九条にとどめを刺すような発言であって、私はそれにくみしないんですね。ただ、それを法廷の戦術に利用するというか乱用するとか言うと、やはりちょっと別問題だろうと思うんですね。

山下　先ほどの医療観察法の話で、殺人について、一年半の入院でどうかというのはあるんですが、実は医療観察法の場合、もう一つ逆の例があって、刑事事件で執行猶予がついて確定した事件について、最近では、検察官が医療観察法の申立てを行い、審判の結果、入院させられるというケースがあります。つまり、刑事裁判の方では執行猶予がつけられて社会内処遇を選択されているにもかかわらず、医療観察法の申立てを受けて結局入院させられているというケースが最近かなりありまして、これなどはちょっと違和感を感じているわけです。

つまり、刑事裁判所で判断されて、結局、心神耗弱である、完全な責任能力があったわけではないという判断を受けて執行猶予判決を受けた。ところが、その後、検察官が医療観察法の申立てをすると入院命令が出る。一方で、刑事裁判所の方は社会内処遇でいいと言っているのに、同じその人が、医療観察法の手続でもう一回審判を受けたら、入院させられてしまうという事態が起きています。私ども日弁連の方では、それは大変問題であるというふうに受け止めているんですけども、そういうケースも現れています。

それから、先ほどから刑法三九条について法廷戦術論という議論が出ていると思うんですけれど、例えば長崎で起きた少年事件、あれは一四歳未満の触法少年の事件ですけども、確かに最近の傾向として、特に少年事件に関して、やたらと精神鑑定に持っていくというケースが多過ぎるのではないかということは私も感じているところでです。

それから、死刑相当事件に関して、いわゆる情状鑑定が行われることがあります。これは、最近では、奈良の女児誘拐殺人事件の裁判の際に行われました。、あのケースでは、むしろ逆効果だったのではないかという印象もありますが、有罪であることを認めた上で、情状を立証するために情状鑑定を行うというケースが最近増えているということは確かにあります。

それが、単純な戦術論なのか、被告人について弁護人が、責任能力や情状について疑問を感じて鑑定をしているのかということについては、これは個々の弁護士の判断だと思うので、私からは何も言えないんですが、少年事件に関して、やたら精神鑑定に流れるという傾向が多い点については私としては若干疑問を持っているところです。

岩波　同じ点について入野田先生はいかがですか。

入野田　さっき法廷戦術論ということをお伺いして、我が身を振り返ってどうだろうなと思ったときに、一般論として、例えばこういう場にいてしゃべろうとするときに、法廷戦術論の極端な例を思い浮かべて、弁護士はそういうことをしちゃいかんなということを申し上げることが多いわけですけど、現場に自分が立つと、弁護士は何をするかというと、とりあえず被告人にとって利益なことは全部やるわけです。やってしまうんですね。やらなきゃいけないという妙な気持ちがあるんだろうと思うんですけども、とにかく責任能力において争えるポイントがあれば、それは傍聴席から罵声が浴びせられても一応主張はしちゃうんです。

三九条のことについて言うならば、これはちょっとこういう場で言うかどうか問題ですけども、一応、刑法の原則的な話をすれば、必然的に存在するものですよね。責任能力のある者に対してだけ刑罰というのは向けられるわけですよね。犯罪についての責任を問い得るわけで。極端なことを言えば、責任能力がないんだったら、それは刑法学上の犯罪とすら呼ばないというような扱いになっている。そういう法学上の話はとりあえずおいとくとしても、とりあえず法廷戦術上ありとあらゆることをやっぱり弁護士はやる。それが世間で後で指弾される。非常につらいところではある、正直言ってそれは。

ただ、やっぱり、犯罪ということを考えたときに、三九条というものがなきゃちょっと困るんですね。困るというのは、ひどいケースをいろいろ思い浮かべられてお話しいただいているケースが多いと思うんですけれども、例えばうつ病で三九条の適用があって心神耗弱の扱いになって刑が非常に軽くなったケースがあります。どういうケースだったかというと、老々介護をやっていました。九〇歳の両親を七〇歳の人が介護していました。で、どんどん追い込まれていってうつ病になりました。で、うつ病になってどうしようかって一家心中を図りました。

そういうことになったときに、その人をだれが責められるかという話になったときに、これはれっきとした犯罪なんですけれども、どこで落とすかという話を裁判官は考えるわけですね。で、裁判官は考え、弁護士も考える。検察官もある程度手かげんをしている部分があります。で、何をするかというと、責任能力、三九条で落とす。三九条というのは、僕はだから積極的に使うという場面だけではなくて、そういう社会で救い切れない部分について、三九条といういわば道具を援用せざるを得ないケースというのはやっぱりあるんだと思うんですね。

もちろん法学上三九条が必然だというのはさっき言ったとおりなんですけど、それは世間に説得力はないにしても、どうしても必要なケースというのはやっぱりあるように思います。で、それに関してまでネガティブにとらえられてしまうと、ちょっとそれは現実論からかなり遊離しているなというふうに言わざるを得ないように思います。

岩波　そのうつ病のケースであれば、国民感情というんですか、世の中の人々も、心神耗弱にしろ喪失にしろそれほどネガティブにはならないということでしょうか。

入野田　と思いますし。

岩波　あるいはその場合、三九条を使わなくても、情状鑑定的なもので切り抜けるというんでしょうか、扱うということもできないでしょうか。

入野田　結局それは裁判においてどこまでやれるかだと思うんです。明らかに、顕著に、追い込まれてうつ状態になっているとかということであれば、責任能力という三九条を使うということはあるんだろうと思います。そういうのは、だけれども世間で取り上げられるということは、正直、あんまりないなと思います。現実には起きているんですよ。裁判例では結構ある。ところが、それが取り上げられないで、極端な例が取り上げられるという傾向があって、その俎上での三九条の検討という話であるとすると、ちょっとそれは偏った見方、偏った事実のとらえ方を前提としているということで、僕としては賛成できないなというふうに言わざるを得ない。

山本（輝之）　ちょっとよろしいですか。

岩波　お願いします。

山本（輝之）　先ほど、医療観察法のほうに回って、例えば殺人を犯しているにもかかわらず一年で出てくるのはおかしいじゃないかというご意見がありましたけども、医療観察法というのは医療法です。治療によって社会復帰を目指すということがこの法律の目的ですので、治療が終わったら出さなきゃいけない、それは過去に行った犯罪の制裁とは違うわけです。むしろ、例えば、一年六カ月で治療が終わったにもかかわらず、過去に行った犯罪が重いから入れておくということになれば、それは治療なき拘禁を認めるということになって、不当だと思います。

岩波　ただ、世の中の世論というんでしょうか、それは短期間で退院させるのはおかしいという声がどうしても強いのも事実としてあります。

山本（輝之）　しかし我々は医療観察法を作り、それで対応していこうと決めたわけです。そうである以上、この法律の目的に従って運用すべきであると思います。

岩波　おっしゃるとおりだと思うんですけど、ただ、結局、国民感情に押されて中谷先生がおっしゃるように三九条が骨抜きになったり、実際に精神障害者とすべき人を認定しないとか、あるいは山本譲司さんのご指摘のように、多数の精神障害者が矯正施設にいるという状況は、そういうところからつくられているんじゃないかなという危惧はあるんです。

中谷　医療観察法の性格のとらえ方なんですけれども、これもちょっと日弁連が少し気になるんですね。医療観察法の入院というのはよくないんだと、できるだけ避けるべきなんだというのが、どうも日弁連サイドからそういう声が聞こえてきて、うっかり医療観察法にのせると入院ということになってしまう、本人にとって不利益だからできるだけ起訴するように、つまり刑事責任を問えるような方向に弁護士は活動すべきだというのは何かで読んだんですよ。弁護士さんが書いていらっしゃいますが、これはおかしいんですね。

私は医療観察法に多々批判があるんで、私が言うのもちょっと変なんですけども、なぜ入院かって、入院が適するからなんです。その人にとって適切だから入院を選択する、その人にとって適切だから通院を選択するというふうなことで、決して、入院というのは必要悪で、できれば避けなくちゃいけないというふうな認識は、医療側はこれは全く持っていないですね。医療観察法には弁護士さんは付添人という形で関与しているんですけれども、全然別のとらえ方を医療側と弁護側がしていたのではたのでは、ちょっとどうなるのかなという気になるんですよ。

岩波　先生がおっしゃるように、私の経験でも、付添人の弁護士の方は結構、医療観察法の適用自体に非常に否定的な方が多かったような気がしますが、山下先生、何かご意見はございますか。

山下　基本的に、起訴を目指すという方針とかそういうことはないと思いますね、日弁連の中には。基本は、まず、捜査段階では責任能力がないなら、ないということで、まず、不起訴を目指すべきであるということです。その上で、医療観察法の申立てがあった場合には、もちろん最終的な結論として、対象者が入院すべきケースもあると思いますが、必ずしも入院しないといけないというわけではないということです。

日弁連が主張しているのは、本来であれば、入院までする必要がない対象者について、受け入れ先がない、通院ではどうにも対処できないということを理由に入院命令が出るのは不当ではないかということです。

入院が相当である対象者ももちろん存在するという前提で、本来なら通院が相当であると思われるケースなのに、受け入れ先がないとか、通院の環境がないということだけで、処遇が、入院という一つ重いランクの方に行ってしまうのは不当ではないかという問題意識であり、それについては抑制的であるべきである。付添人としては、なるべく、通院ができるということであれば、通院ができる環境を整えて裁判所を説得すべきであるということを主張しているだけで、入院が明らかに相当であると考えられるケースについてまで、入院は不当であると主張している訳ではないと思うんですね。

中谷　ただ、先ほど出された例で、執行猶予の判決がついて、つまり、執行猶予だから社会内処遇の判決が出たと、ところがそれが医療観察法に回させて入院になってしまった、これはどうなのかというふうなご発言だったので。これは、あくまで入院が必要なら入院だし、通院が必要なら通院だというふうなことですから、執行猶予がついた人に結果的に医療観察法の入院、入院施設に送られたということは、これは何らおかしなことではないと思います。

山下　結論的にはそうなんですけど、私は、それだったら、最初から医療観察法のルートに乗ってやっていくべきだったのであり、刑事裁判で延々と何年も争って、通常、刑事裁判で精神鑑定をやり、しかも、高等裁判所まで行き、高等裁判所の裁判が終わって、起訴されてから既に四～五年もたっているという段階で執行猶予が確定したというケースについて、その後に、医療観察法の申立てがなされて、入院になるわけです。

だから、被告人にとっては、それはあまりにも大きな負担です。それだったら、最初から医療観察法のルートに乗せて――もちろん四～五年前にはこの法律はなかったわけですけども――初めからそういうルートで手続きが流れていれば何の問題もないんですが、被告人に極めて大きな手続き的な負担を課しておいて、四～五年もたって、もう高裁判決も出て、ようやく執行猶予になって終わったと思ったら、また医療観察法の手続が始まって、最終的に入院させられてしまう。もちろん、形式的には、その人は入院相当だから仕方ないと言ってしまえばそうなのかもしれないですが、あまりにもおかしいのではないかということを問題にしているということです。

岩波　ありがとうございました。加古さんにちょっとお伺いしたいんですけど、新聞記者、あるいは新聞社としての立場から、今いろいろ三九条の問題が議論されているんですけども、何かコメント等がありましたらお願いしたいんですが。

加古　三九条の問題は、さっき言ったとおり私は必要だというふうに思っています。森さんは、遺族側の感情に寄り添うべきだというか、もっとそれを配慮しなきゃいけないという趣旨の発言をされましたけれども、それは全くそのとおりです。ただ、どこでそれをすべきかという問題ですよね。少なくとも精神鑑定でそれをする必要はないというのは当然のことだと思います。裁判官が情状面でそういう判断をするということはあり得るでしょう。

それと同時に、メディアの側にしてみれば、我々がそういうところを酌み取って報じていくということが必要だと思っています。遺族の取材をすると確かに本当に重いものがあります。私も、何時間も取材して、ついもらい泣きをしてしまったことがあります。本当はそういう感情には同化しないように気をつけているんですけれども、それでもそういうときがありました。少年事件の被害者で、あまりにもひどいケースだったもんですから親御さんも大変な悲しみようでした。

そういう被害者側の気持ちを我々は酌み取って書かなければいけないけれども、一方で、それによって感情論が支配してしまうようになってしまうのはよくないと思うんです。事件が起きるとどうしても、ある程度、初期の段階、あるいは起訴とか判決とか初公判といった節目の段階で、ともすれば感情的な報道がされることがあります。もうちょっと我々は自戒していかなければいけないのかなというふうに考えています。

岩波　ありがとうございました。島田先生にちょっとお伺いしたいんですけども、先生はいろいろ著作の中で精神症状を持つような方を登場させることが時々あって、非常におもしろく読ませていただいているんですけども、そういう実作者の立場からでも結構ですし、あるいはアメリカ在住というところからでもいいんですけども、日本において今非常に厳罰化ということが言われております。その流れの中で、少年法も改正されたんですけども、こういう状況について何かコメントなりご意見がありましたらお聞かせいただきたいと思います。

島田　三九条の問題、それから、ジャーナリストの方がさっき言われましたけれど、被害者感情というものをどういうふうに処理するのか。もう少し踏み込んで言えば、それは我々が代弁しているのだというような意識がおありなのでは、と推察するんです。しかし、かつての三浦事件というものは、そういう形で起こったわけですね。

例えば、ここでアメリカ人も納得するサイコパスとなると、先ほども申しましたが宮﨑勤のケースではないかと思うんです。これは冤罪の疑いもあるとかいろいろ言われておりますんで、ちゃんと調べてからでないとあれかもしれませんが、あのような内容であれば、サイコパスの可能性は高いと私は感じます。しかし、では宮﨑勤に三九条を適用して、これは罰しないというふうに言うことが許されるのか。日本人が相手であれば絶対に許されないと思います。そうしますと裁判官はそこでアクロバットを演じて何かを無視し、あるいは精神鑑定を言葉どおり受け取らず、無理にでも彼を厳罰に処すという、そういう仕事になりやすいと思うんですね。

どこの国においてもそういうことが起こるかというと、決してそういうことではないですね。日本で、そういうことが起こりやすいんです。なぜ日本においてはそういうことが起こるかといいますと、近年の道徳感情の暴走という体質があって、それは述べましたように、鎖国ゆえの軍の促成栽培発想とか、続く高度経済成長の無理とか、その前提としての若者への行儀強制の暴力性とか、そういったところに求められると思うんです。

しかし、われわれも犯人の目線まで降りていけば、こうした発想自体が、挙げられている幾つかの事件を直接的に生んでいる可能性に気づきます。岡山・金属バット事件などですね。池田小の事件というのは、かつて、皆さんご存じだと思います、津山で都井睦雄という人の事件がありましたが、この事件と発想が少し似ているんですね。これは当時流の軍国主義的ヒロイズムの行使と、肺病患者へのいわれのない差別への報復という、彼一流の正義行動であったわけです。金属バット事件もそうで

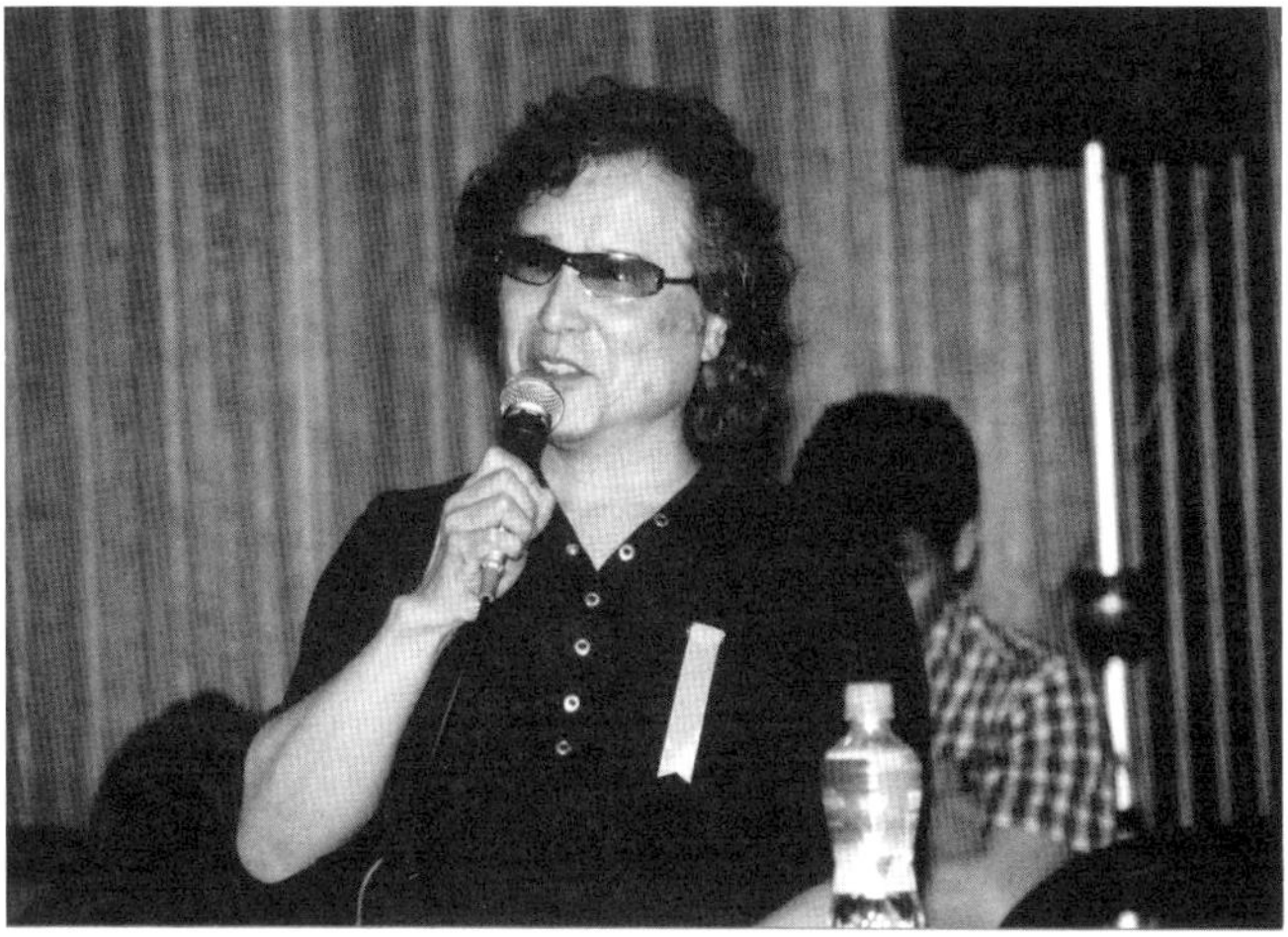

す。

むろん得て勝手なものではありますが。しかし容認されたかつての行儀殴打もまた、いささか得て勝手なものを含みました。こういう道徳体裁の悪感情の介在を考えたとき、これは一筋縄ではいかないんじゃないかということと、現在日本人が立っている位置をよく考えるとき、なかなか簡単には言えない問題ではと思うわけです。

もう少し簡単なお話をしますと、アメリカと日本とを往復して生活しておりますと、日本社会に独特の発想は、多々感じられます。アメリカ人は絶対に起こさないような、日本人に特有の怒りというものがあるんです。犬がうるさいとか、楽器の音がうるさい、こういうトラブルは、アメリカでもよく起こります。そしてアメリカ人も、こういうものに対して道徳的に腹を立てます。

しかし、例えばこのようなことがありますね。日本で中華料理屋に行った。そのとき、気に入ったテーブルに座りたい。しかしそこは詰まっていたとします。そして真ん中のちょっと窮屈な席に座らされた。隣の席があいたから勝手に移っちゃった、なんていうと、日本の中華料理屋のウエートレスやウエーターたちは大変怒っちゃう。何という不行儀、無作法をする人間だろうということで、鼻の下でわざとらしく念入りにテーブルを拭かれたり、大きくため息をつかれたりする。こういうことは、アメリカではまったくないですね。ウエイトレスたちは、必ず笑って受け入れる。これはチップ制度のゆえということは、もちろんあるんですけれど。

こういうことも経験しました。六人がけのテーブルに四人で行って、ママさんの要求に抵抗してこれに座ったわけです。六人がけに一人でかけたわけじゃないんですよ。四人ぐらいで占領してしまった。そうすると、経営者の女性が怒りのあまり涙を流している。

昔、渋谷の喫茶店で二時間ぐらい粘っていたら、真っ赤な顔をしたマスターが、怒りに体を震わせながらやってきて、テーブルの伝票を持ちあげてこう見て、バーンとたたきつけるというようなこともありました。

浅草のアーケード街で、こういう光景を見ました。自転車で走ってきた人がいる。向こうからも自転車がやってきた。人が多いからたまたま同じ道になっちゃったんですね。互いに急ブレーキをキーッとかけて、タイヤとタイヤが接するほどの位置で、にらみ合ってしまった。そのまま十秒ぐらい、沈黙でにらみ合ったんですね。

何が起こるのかなと思って見ていると、「このやろう、てめえ、どきやがれ、馬鹿やろう！」と始まってしまう。たったこのくらいのことで、殺し合いのごとき衝突感情が起こるわけです。これが傷害事件に発展すれば、こういう人は人格障害と言われるかもしれない。しかし割合普通の人です。アメリカではまず見たことがない。しかし日本ではこういうことを割合よく見るんです。

こんなこともありました。私の家のそばに猫が集会をやっている空き地があるんですが、そこに猫好きの友人がやってきまして、あそこで猫が集会をやっているからキャットフードを買って持っていこうと言って、缶のふたをあけて、集まっている猫たちの間に缶を置いたんです。そうしたら、近所のアパートの二階のベランダの戸がガラガラッとあいて、「やめてください、持って帰ってください！」と泣いて叫ばれたことがありました。

これは興味深い出来事と思って、エッセーに書いたんです。決して糾弾口調じゃなく、冗談めかして書いたんですが、そうしたら手紙をもらいまして、猫の尿というものがどれほどひどいものか、あなたはおわかりじゃない、と怒られたことがあります。国際的には些細なことでも、日本人にはパニック・レヴェルなんです。こうした事例は、わが国にはたくさんあります。非常に平和な国であるのは確かなんですが、応報の殺人事件が起こりやすい特有の因子は、明らかに一般レヴェルで抱えられています。

例えば自殺の問題を、ちょっとお話しいたしましょうか。現在一日八〇人、来る日も来る日も人が死んでいる。年間では三万人以上の人が自殺しています。これが一〇年以上続いているわけです。こういう先進国はほかにありません。これに関しての議論はまま、なされますけれども、経済の失速、失業者の増加ということが原因として言われ、たいていおしまいになってしまいます。

しかし経済の失速であるならば、東京、大阪の自殺者が最多であってよいはずです。しかし実際はそうじゃありません。それから、就職にあぶれた二〇代が多く死んでいていい。けれど二〇代の人たちは、ここ一〇年以上、自殺率は最低です。一番多く死んでいる人がだれかといいますと、五〇代です。しかし五〇代というのは、もともと人口が多いんです。対人口比率で考えないと、考察は有効でないかもしれない。

そうしますと、対人口比率で自殺者の多い世代を考えていくと、だんだんに高齢者のほうへずれていくわけです。そして七五歳以上が最大となります。それから、自殺者を最も多く出している県はどこかというと、秋田県です。これはかつては脳卒中も最も多かった。それから塩分の摂取量も多い。これは、どこかで関係があると思われます。

つまり日本の自殺現象とは、七五歳以上のお年寄りが、東北の秋田県で死んでいるという現象なわけです。これは経済の失速とか、失業者の増加という言葉では、まったく説明し切れないことです。

最近ではこの議論も、割合行われるようになってきましたが、かつてはタブー化されていた気配があります。どうしてかといいますと、例えばこういうことが疑われるわけです。決してみんな口を割りませんけれども。

今寝たきりになっている人たちというのは、壮年期に道徳、道徳とさかんに言い、娘が遅く帰ってくるとバーンとぶん殴った、あるいは土間に座らせた。禁止罰則を後進にうるさく言い、勇敢に実践してきた世代です。それは、彼自身が若い頃、そういう経験を多くしたからです。軍隊等でですね。日本の近代百年とは、まさしくそういう時代であったわけです。彼らは自身が体罰とともに教え込まれた当然の行儀道徳を、ただ後輩にリレーしていただけです。

しかし、やられたほうは非常に理不尽な思いをした。男性と会って、九時に帰ったくらいでどうしていけないんだろうという思いがあったはずです。困ったことに、戦時が終了しても、わが国では経済戦というもうひとつの戦争が始まってしまって、あれは戦時下という特殊な状況下のゆえであったと、方向転換をすることが慎まれた。

そして現在。自分をさんざん殴った人が、今寝たきりになっている。脳梗塞が起こったり、出血が起こったりして、亡くなったケースはまた違いますが、幸いにして回復をしたら、その回復期には往々にしてうつ病が出るんです。さらには体が動かなくなり、認知症ぎみになって、日に何度もおしめを取りかえさせられる。そういった人たちが寝たきりになっているとき、彼が梁《はり》の下で寝ていて、うつゆえの自殺が予測できても、これに十分な対策を講じる気になれないということが起こってしまい、しかもそこにはある種の応報感情や、やむを得ないといった正義感情に似たものが介在してしまう。そのようなことが、実はわが国にはあるんですね。

鎖国から富国強兵の無理、そして高度経済成長の無理といった特殊な近代史を体験した日本庶民の道徳感情、正義感覚は、このように、現在もまだかなり特殊な状況下にあると見ていいです。そういう感性下において、国民感情とか、国民が納得するような状況とあまり言い過ぎると、それがジャーナリズムの暴走や傲慢の、言いわけになってしまう危険がある。そういうことも、一応指摘しておかなければいけないと考えるんです。ここに挙げていただいた事件のかなりの部分も、実はそのようにして起こっており、冤罪事件の幾つかもそのようにして起こっており、列島を揺るがしたあの三浦事件もまた、そのようにして起こったということです。

岩波　ありがとうございます。事件に対する国民感情のベースに、日本人独特の正義感や道徳感情があるのではないか、そういう国民感情とジャーナリズムがある意味一体化して動いているところがあるのではないかというご指摘だったんですけど、そのあたり、どなたかいかがでしょうか。

西本　今の島田さんのご指摘、一面では賛成する部分もあるのですが、ちょっと納得し難い部分もあります。

明治維新後、日本は積極的に西欧近代主義を取り入れながら富国強兵政策を進め、その果てに大東亜戦争での敗戦を迎えたわけですが、戦前の急速な軍事力拡大や戦後の高度経済成長はどちらかとい

う と近代合理主義の発想を手本に組み立てられたものであり、日本的道徳のあり方に内在する問題とは腑分けして考えるべきだと思います。

ただ、一面でご指摘の内容に近いことも感じております。私は韓国・北朝鮮関連の取材をする機会が多いのですが、南北朝鮮は日本とは比較にならないほど強烈な儒教精神が息づいている社会です。「道徳」という言葉は日本における意味合いよりも遥かに重大で、その人の道徳こそが社会的存在を決すると言っても過言ではありません。必然的に道徳感情の暴走も起こりやすく、しかも激烈です。それに比べれば、日本における道徳感情の暴走など、取るに足らぬものでしょう。

その韓国で、このところ日本と似たような事件が頻発しているんですね。たとえば二〇〇四年に発覚した「柳永哲事件」というものがあります。二一人の女性を次々に暴行したうえ、殺して埋めたというものです。さきほど実名報道の話が出ましたが、韓国のメディアは、少年事犯や精神障害者でなくても基本的に容疑者を匿名で報道します。その理由を詳しく調べたことはないのですが、韓国社会では道徳観念による社会的圧力が非常に強く、容疑者が「抹殺」されかねないため、おそらくその点を勘案しての配慮だと思います。ところが本件では、事件発覚直後からメディアは実名報道で、顔写真が出たほか、警察に連行される柳容疑者の顔もテレビに出ました。我々が取材に行くと、警察は容疑者の書いた絵や収集していた写真なども全部見せてくれるんです。捜査官が押収資料を記者に見せびらかしている写真まで配信されていますが、「犯罪報道の犯罪」が指摘される日本においても、さすがにこんな事例はありません。もちろん、まだ柳容疑者があくまで「容疑者」の段階で、もちろん精神鑑定が行われる前の話です。そんな様子を見ていると、少なくとも韓国においては道徳感情の暴走によって事件の本質が見えにくくなるという現象があると思います。

柳被告はその後「反社会性人格障害」と診断され、刑事責任能力があると認められ、死刑判決を受けました。韓国の報道によると、彼は窃盗で逮捕された九三年にもソウル大学病院で精神鑑定を受けていますが、「精神異常なし」と鑑定されています。鑑定の迷走ぶりといい、世論の盛り上がりといい、最後は「人格障害」が落とし所となる点といい、池田小事件と非常に近いものを感じます。

これは余談ですが、韓国にも死刑制度があるのですが、執行はされません。なぜかというと、金大中元大統領が政治犯で死刑判決を受けながら、じつはＫＣＩＡの陰謀であったという歴史的教訓があるからだそうです。また、金元大統領がノーベル平和賞を受賞したことも理由の一つだと聞いています。

ところで、ジャーナリズムが「お前ら、ケシカラン」という居丈高な道徳感情をもって犯罪容疑者を断罪しているのではないか、歪んだ道徳観念に裏打ちされた国民感情がジャーナリズムの暴走の言い訳になっているのではないかというご指摘ですが、確かに「こいつはケシカランから叩いてやれ」という感情を前面に出す傾向のある人がいるのも事実です。しかし、皆さんがマスコミに抱いておられるイメージほど、われわれは自分自身がエラい存在じゃないと思っていますよ。強烈な正義感・使命感を抱いて仕事しているかというと、そんなことはない。「こいつはケシカランから潰す」という意識だけで商品をつくって売れるほど、読者・視聴者はアホじゃないと思いますよ。

かといって、山下さんがご指摘のような「商業主義」がメディアの行動原理かというと、これも疑わしい。もちろん、経営面からみれば雑誌が売れたり視聴率が上がったりするに越したことはないでしょう。しかし、少年の実名報道をすれば雑誌が売れるか、顔写真をオンエアすれば視聴率が上がるかというと、けっしてそんなことはないんですね。神戸・酒鬼薔薇事件の少年Aの実名と顔写真を掲載した『新潮45』が完売になるなどの現象をみれば「売らんかな主義でやったんだろう」という憶測が生まれるのも無理はありませんが、むしろ「読者の『知りたい』という欲求に応えよう」という意識、もやもやとした掴み所のない読者の好奇心をうまく掬い上げたいという意図のほうが強いと思います。

ただ、それが空回りすることもままあります。朝日新聞は池田小事件報道の検証記事を二〇〇一年七月二十日付朝刊に掲載していますが、「実名にしたため、『措置入院』などの病歴を報じることは控えた」という編集局長の証言が載っています。しかし、宅間容疑者の病歴やかつての奇矯な言動等が報じられなければ、なぜこのような事件が起きてしまったのかを検証・判断する材料が読者には提供されないことになってしまう。実名を優先して病歴を載せないというのは、メディアのあり方として本末転倒でしょう。

そんな大手マスコミがもたもたしているのを尻目に、最近は犯罪容疑者の実名や顔写真等の情報が、いち早くネットに出回る時代です。二〇〇四年に長崎県佐世保市で女児殺人事件がありましたが、この時もわれわれマスコミの取材よりネット情報が先行していました。単に容疑者の実名や顔写真を載せても「それって2ちゃんに出てるじゃん」で片付けられてしまう時代になったのです。同時に、ネットは容疑者や被害者を断罪する場にもなっています。とんでもない誹謗中傷が氾濫し、とても容認できない類の情報も多いのですが、それじゃあネットを規制せよという論が正しいかというと、これも問題がある。

このように考えてみれば、「メディアは『刑法三九条のために救われない被害者感情を代弁する』という口実をもって自らの暴走を正当化している」「メディアの行動原理は商業主義で、それが犯罪報道を歪めている」という批判の仕方は、ちょっと的外れじゃないでしょうか。

岩波　ちょっと反論なんですけど、ジャーナリズムにおける商業主義は悪いものなのでしょうか。個人的には、多くの人が面白いと思うもの、センセーショナルなものを報道していこうという姿勢は、ジャーナリズムの基本だと思います。センセーショナルで、あっと驚くような記事をめざすことは、ちっとも悪いことではない。その辺は、西本さんはどういうふうにお考えでしょうか。

西本　いや、全然悪くないと思いますね。メディアは読者の好奇心が売買される市場なのですから、究極的には売れるものが正しい。読者の支持を得られないものは淘汰されるし、それはやむを得ないでしょう。

ただ、もちろん例外はあります。エロ・グロ、個人のプライバシー・名誉等にかかわる案件は慎重に取り扱わなければならないし、それはまた別の枠組みで議論すべきことだと思います。

岩波　私も個人的には同じ意見なんですけれども、一方で、必ず報道については、知る権利であるとか、個人的な情報を守秘しなければいけないということも言われるんですけども、個人的にはそういった議論はたてまえに過ぎず、娯楽と言っては言い過ぎかもしれませんけれども、報道がある意味商品になっているのは否定しようがないし、そういう面はそれで仕方ないのじゃないかなというふうに思うんですけど、いかがでしょうか。

西本　確かに私もそう思います。メディアは読者・視聴者の好奇心という需要があるからこそ成り立つ産業ですし、好奇心を喚起したいという性向はつねに持っています。時にはそれが行き過ぎることも否定しません。ただ、メディアに内在する問題を刑法三九条や少年法の問題とごっちゃにして論じ、「メディアが三九条の精神を歪めている」「マスコミが少年の更正を阻害している」というイメージで語られるのは、見当違いも甚だしいと思います。

これも余談ですが、「ロス疑惑報道で文春が暴走し、最終的には文春が敗訴した」というイメージをお持ちの方も多いと思いますが、じつは文藝春秋という会社は三浦和義氏に対して名誉毀損の類では一切負けていません。べつに会社のために言うわけではありませんが、事実関係についてはあまりよく知らぬまま「文春性悪説」みたいな議論をしている人が多いので、念のため指摘しておきます。ただし文春は、記事中で三浦氏の前科を公開したということで、プライバシー侵害が認定され、敗訴していいます。もちろん私もプライバシー侵害は良くないと思いますが、これを商業主義と直結させて論じるのはいかがなものか。「プライバシー侵害」という概念がうるさく言われるようになってきたのは、ごく最近のことです。つい数年前まで、新聞は容疑者の住所を番地まで掲載していたほどですから。「前科を書けば記事が売れる」という判断は、当時の編集部にはなかったはずです。

岩波　話が事件報道のほうに移ってきたんですが、どなたか、事件報道、あるいはその関連のことでコメントをいただけるでしょうか。

加古　まず商業主義なんですけど、私は商業主義は不可避なもので仕方がないんだと思いますが、売れるものは正しいという考え方はどうかなと思うんです。だとすると、例えば五〇〇〇部しか出ていないメディアは価値がないのかとか、そういう話になってきます。それぞれのメディアにはそれぞれの価値があると思いますので、売れる売れないでその価値が決まるということはないと思います。ただ、一応会社ですから売れなければ商売は成り立たない。ある程度経営的に安定しないとちゃんとした報道をすることもできないということ、これも厳然たる事実です。しかし、売らんかなのセンセーショナリズムが勝ったような報道をすると、それは新聞の場合はかえって評価を落とすことになると思います。だからそういう報道は商業的にされないわけです。

島田さんがおっしゃった日本人独特の道徳観の話なんですけど、ちょっと言葉が適切かどうかわかりませんけど偏見というふうに言いかえたとすると、それは我々みんな持っているものです。したがってそれは裁判官も持っているわけです。例えば麻原彰晃の事件ですけど、控訴審で確定してしまいましたが、裁判官が世論がその結論を支持してくれるというふうに思わなければ、恐らくこういう判断をしなかったと思います。まだ裁判は続いていたと思います。

私が常々思っているのは、本来は科学的であるべきものが科学的でないということです。医療であればＥＢＭってよく言いますよね。そういう世界であるべきことが、そうじゃないふうに進んでいるんじゃないかなと。すべてがそうだとは言いませんけど、往々にしてそういうことがあるのではないかなと思っているんです。

それは我々の側にも責任があります。例えば今年行われた内閣府の調査では、治安が悪化しているというふうに思っている人は八割にも上っているというような結果があるんですけど、実際はむしろ改善しているわけですね。少年犯罪が凶悪化したとかよく言われるわけですけど、少年犯罪のピークというのは一九五〇年代にあって、殺人に関して言えば今の五倍以上です。人口比で、かつてはそれぐらい多かった。なのに、多くの人は今のほうが悪いというふうに思っているわけです。

新聞などで、あたかも常套句のように少年犯罪の凶悪化と書いた記事が出たりすることがあります。不用意なことだと思いますけれども、そういうことによってある種のそういう風説が広まってしまった面があります。

岩波　少年犯罪については凶悪化の幻想というんでしょうかね、そういったものが一般市民に割と蔓延していると思うんですけども、そのあたり、メディアの影響というのが強いというふうに考えてもよいのでしょうか。

加古　メディアはその責任の一端を担っているといます。ただ、最近の状況について言えば、今の政府の責任も大きいと思います。安倍晋三さんとかが、今の子供たちが悪いということを相当強くアピールしていますよね。現実にそうでないのにどうしてそういうことを言うのか、ほんとに不思議なんですけど、ある種の政策的な意図があってそういうふうにおっしゃっているんだと思います。そのことについて、私は個人的には批判する記事を書いていますけど、全体として力が弱くて誤解を解くまでには至っていない。その意味では、メディアのほうも反省しなければいけないというふうに思います。

岩波　少年犯罪について、山下先生、ぜひコメントをお願いします。

山下　商業主義の話なんですが、私が非難したいのは、例えば、大阪の堺市の通り魔事件について書いた『新潮45』事件について言うと、新潮社は、商業主義を表に出すわけではなく、あくまでもこれは少年法六一条が間違っており、私たちはそれを正したいんだと、そういう、ある種ものすごい美辞麗句を言った上で報道する。でも、私は、その本音は、商業主義にあるとと思うわけです。例えば、最初から本音を表にして、これは商業主義です、売りたいんですと言って報道するというのであれば、それはそれとして、一つの考え方だと思うんだけれど、いかにもこれは正義のためであるというような顔をして、実は商業主義で売らんがためというのが、私はけしからんと思うんですね。

つまり、これは商業主義だというふうに割り切って表にしてくれるんならまだしも、メディアは、えてして、国民の「知る権利」のためであるとか、国民のニーズがあるからだとか、ものすごく正当化するための理由を述べるのが普通です。それと、実際の「売らんかな」という商業主義とのずれがあることが問題ではないかと考えています。

岩波　山本さん、お願いします。

山本（譲司）　ここにいる他のパネリストの皆さん方と違って、犯罪者として報道された経験のある人間は、多分私だけなんですよね。そうした経験者としての発言となりますが、確かに、一たび犯罪者になりますと、いや、犯罪者というよりも容疑者の段階からでしたけど、朝から晩まですさまじいメディア・スクラムに遭いまして、あることないこと、ないことないこと、全くいい加減な報道を流され続けるわけですよ。まあ私自身、政治家という公人でありましたから、その報道に対して、名誉毀損で訴訟を提起したりはしなかったんですがね。

刑務所の中へ入りますと、当然、それなりに世間を騒がせた受刑者がいますが、私もそうした受刑者の何人かと話をしたことがあります。その受刑者が言っていることがすべてとは思わないんですけど、話を聞いていると、報道と事実とが随分食い違っていることが多々ありましたね。食い違っている報道というのは、マスコミの中でも、新聞報道が多かった。結局、新聞というメディアは、警察広報に成り下がってしまっているんじゃないか。そう感じさせられることが、たびたびありましたね。それよりも雑誌のほうが事件の背景もしっかりととらえ、容疑者の生育歴だとか、その辺の事情をきちんと書いている。

したがって、まあ私もここ数年は書く立場でもあったりもするわけですが、メディアの暴走という中には、それはやっぱりワイドショーなんかに見られるように、ただただ視聴者の扇情的好奇心をあおるだけ、という側面もなきにしもあらずなんですけど、逆に最近はマスコミ全体が萎縮しているところもあるんじゃないかとも思うんです。特に、私なんかが取り組んでいる問題、例えば知的障害者が起こしてしまった犯罪などは、なかなか細かいことは伝えない。あるいは少年犯罪に関してもそういう傾向があります。

岩波　もっと詳しく報道すべきであるということでしょうか。

山本（譲司）　はい、まさに詳しく、そして正確にですね。よく福祉関係者から、こんな意見を聞きます。刑事事件になったものを、ことさら障害者問題と絡ませて取り上げなくてもいいんじゃないか、と。それは、障害者に対する偏見あるいは誤解を広めてしまう、あるいは障害者本人の人権を守らなきゃならないという主張かもしれないんですが、私は、あえてそこに反論しますね。結局、さっきのＶＴＲにでてきたレッサーパンダ事件の彼だって、テレビも新聞も一切知的障害者とはいわなかったわけですね。だから、ほとんど人たちが、彼が知的障害者だとは知らなかった。私も事件当時は、まったく知らなかったわけなんですがね。要するに、日本のマスコミは、犯人が知的障害者だと分かったら、その途端、報道しなくなる。犯人が養護学校に通っていたことが分かると、これはもう伝えなくていい、となっちゃうんですね。

これはマル精、と呼ばれる精神障害者もそうなんですが、よくサツ回りの記者なんかに聞くと、容疑者がマル精とか知的障害者だと聞いた途端、すぐにペンをポケットにしまっちゃうんですって。そんなもの記事にしても、どうせデスクの段階でボツされちゃうから、書いてもしょうがない。だから、そういう習性が身についているんだって、そう言うんです。まあ、非常にセンシティブな問題ですからね。しかし、そうした結果、どうなるかというと、彼ら罪を犯した障害者はいないものになってしまうんです。したがって、彼らの問題をどうするかといったことについて、議論すら行なわれない。そうなると、彼らへの福祉的支援策は、いつまで経ってもでてこない。そして、多くの障害者が、刑務所の中を終の棲家にしてしまっているという実態があるわけです。じゃー、どうすればいいのかといったら、私はまず、実は刑務所の中にかなりの割合で知的な障害のある人たちがいるという事実、もちろんどういう罪を犯して服役しているのかも含めて、きちんと伝えなきゃならないと思っています。そうしないと、彼らの出口が見つからないんですよ。

私は、犯人が障害者だと書き立てろ、とは言わないですよ。書き立てろとは言わないが、しかし、その事件の背景にあるものをしっかりと伝えてほしい。ところが、そこがなかなか難しいんですね。福祉関係者や医療関係者というのは、極めて口がかたい。これは少年審判の非公開性とよく似ていて、情報がきちんと正確に伝わっていないところが非常にある。でも私自身、この間、事件を起こしてしまった障害者の周辺を訪ね歩いていますが、すると必ずといっていいほど、この問題が内包する普遍性みたいなものが浮かんでくるんです。それは、福祉や医療の問題であったり、突き詰めて考えれば社会の問題となる。そしてそこから、この問題を解決するための糸口らしきものも見えてくる。ですから私は、マスコミの皆さんがこのテーマを扱うのに萎縮する必要はないと思いますよ。

取材によって得られた情報、そしてその報道を基に、徹底的に議論すればいいんです。彼らの裁き方、裁かれ方、あるいは刑法三九条の問題まで含めて、医療関係者や福祉関係者を巻き込んで議論する、これは絶対に必要なことだと思います。裁判員制度が始まれば、彼らのような障害者が起こした事件の審判にも、一般の国民が加わることになります。極端な表現かもしれませんが、その被告人を殺すのか生かすのか、それを決める場に駆り出されることになるわけですよ。やはりここは、きちんと議論しなきゃならないと思いますよ。

ただ刑法三九条の問題に関しては、ただ賛成反対だけではなく、さっき私が申し上げましたように、訴訟能力だとか受刑能力、こういったものを加味した議論を行なったほうがいいと思いますし、この入り口論だけではなくて処遇論みたいな視点もきちんと持たなくてはならないと考えています。

最近は、厳罰化を求めるマスコミ世論に押され、刑法や少年法がたびたび改正されていますが、処遇論からすれば、何が厳罰化なのか、どうもよくわからない。少年法、これは非常に厳しくなったと言われています。重大事件を起こした一六歳以上の少年は、少年審判から少年院という流れではなく、原則、検察に送致して刑事裁判を経て刑務所に入れる、さらには一四歳の少年でも刑事訴追が可能というようになってきています。日弁連なども含めて、「これは、ものすごい厳罰化だ」と、そう言われています。多分、マスコミの人もそう考えている。

しかし、刑務所や少年院を視察して回っている私の見方、あるいは自分自身の受刑体験からすれば、どちらが厳罰かというと、少年院のほうが刑務所よりも何十倍も厳しい処遇だと思いますよ。刑務所というところは、実は、そんなに厳しくないんです。刑務官の数も少ないですからね、そこまで受刑者には目が届かない。したがって受刑者は、じっと大人しくしてさえいれば、怒られることはありません。たとえ刑務官と向き合ったとしても、要するに面従腹背でいいんですよ。

それに比べて、少年院は全く違う。法務教官といわれる職員の数も何倍も多いですし、よって収容者は、朝から晩まで、教官と一対一で向き合っていなくてはなりません。あれは大変だろうなと思いますよ。教育や更生プログラムを受けるのも必須のことです。さらには、心理学に基づいたグループワークなどにも参加しなくてはならない。また、少年院では、知的や精神に障害のある収容者に対して、福祉の場以上のケアを行なっています。ただし、それは障害のある少年たちにとって、厳しいトレーニングであったりもするわけですよ。

こうした現実を見るならば、結局、厳罰化して検察官送致することによって、少年たちを刑務所という楽なところに行かせてしまっている、そんなふうにとらえることができるんではないでしょうか。刑務所送りというのは、被害者感情に配慮した結果かもしれませんが、被害者がこの現状を知ったら、一体どう思うでしょうか。

これ以上は話しませんけど、やっぱり感情に振り回されるのではなく、処遇論もきちんと冷静に議論しないと、まともな入り口論というのはでてこないと思いますね。

是非マスコミの皆さんには、そうしたことも含めて報道していただきたい。

岩波　ちょっと話が戻るんですけど、先ほどの事件報道のことで森さんにお話ししていただければと思うんですけど、現場での事件報道の姿勢というんでしょうか、森さんの『黒い看護婦』の事件なんかを読ませていただいても非常に綿密で丁寧な取材がなされているんですけど、そういう情熱がどういうところから来ているのかと、その辺を教えていただきたいと思うんですけど。

森　まあ大したことはないですね。先ほどから問題になっている感情論ということなんですけど、それは確かに入り口として感情論がないというとうそになると思う。ただ、それだけで終わってしまったのでは、単なる読者や視聴者と同じ、我々の存在価値というか意義はまるでないということになるんですね。例えば被害者がいて被害者から話を聞く。それを自分の中でどれだけ消化できるかということで取材を積み重ねていくわけですね。で、ずっと取材を重ねていった結果、こうあるべきだろうという、ある意味主観は入ります、主観は入るんだけど、それは感情論ではなく自分自身の自信を持った主観として書くと。それがメディアにいる側の人間の姿勢ではないかなというふうなことを考えています。

それは新聞にしても週刊誌にしても月刊誌にしてもすべて同じで、先ほど売らんかなみたいなことをおっしゃいましたけど、それは大いなる誤解で、確かに組織人である以上そこから俸給をもらい、またはフリーであれば原稿料をもらいやっていますけれども、売れたほうがうれしいという程度の話です、それは。それよりも、何を報道すべきかということを真摯に考えてやっている人のほうが圧倒的に私は多いというふうに信じていますし、恐らく現実そうだと思います。確かに週刊誌の現場なかで、私も週刊誌にいたことがありますから、かなり締め切りに追われて取材不足、至らなさというところは否定はしませんけれども、それはありますが、少なくとも、商業主義、売らんかなでやっている人間はほとんどいないと言ってもいいいと思います。そこを誤解されては困るというのが問題ですね。

岩波　つけ加えてお聞きできればと思うんですけど、事件、犯罪等に非常に真摯な形でコミットされているところはよく理解できたのですけど、先ほど島田先生のお話でありました、日本人的な道徳感情みたいなものというんでしょうか、それと雑誌のメディアの記事みたいなものがある意味同調して、特に加害者でしょうかね、加害者に対する強いバッシングというんでしょうか、生じているケースが、まま、犯罪に限らずですけども、あるように思うんですけれども、そのあたりはいかがでしょうか。過剰なバッシングによって、加害者の身内が自殺するようなことも起こっています。

森　少し繰り返しになるかもしれませんけど、そういうふうに受けとめられるとすれば、それはメディア側の、または記者なりライターの未熟なところじゃないかなと思います。私も含めてですけれども。エキセントリックに書いていれば、それはそれなりに読者というのはわかるもので、やっぱり引いていくわけですね。というふうに考えています。だから売れるものも売れなくなる。先ほど加古さんがおっしゃっていましたけど、新聞の評価というのは客観的な事実を報道するということの信頼性がやっぱり一番だと思うので、そこを損なってしまうんで、つまり、道徳論だけで突き進んでしまっては、それは書き手の評価、放送なら報じ手の評価をおとしめるだけの話で、そこはもちろん自戒しなきゃいけないんですけれど、そういう話じゃないかなと思います。

加古　日本学術会議の精神医学研究連絡会報告の「こころのバリアフリーを目指して」というものの中で、今日の資料の中にも書いてありますが、精神障害者が起こした不可解な事件の報道が「ある種の娯楽となって」いて、「特に精神疾患に関連した理解不能な事件に対する関心は高い」ということから、「センセーショナルに報道されすぎる」、そういうふうに述べてあるわけですけど、実際はむしろそうじゃないと思うんですね。

むしろ、精神障害者が起こした事件ということで、引いてしまう傾向がある。本当はもっともっと取材しなきゃいけないのに引いてしまって、ある段階から急にフェードアウトしていったりする。実は事件の背景に構造的な問題があるとか、例えば知的障害者の事件にすれば、山本さんが書かれていますけれども、迎合しやすくて冤罪になりやすいというようなことがあります。本来であれば、ちゃんとフォローしなきゃいけない場合でもどうも引いてしまう。

それは、なかなか大きな扱いで報じることが難しいとか、もしかしたらちょっと難しい問題に巻き込まれてしまうかもしれないとか、そういうところで記者の側が憶している部分があると思うんですね。私は、センセーショナルな報道も一つ大きな問題かもしれませんけれども、それ以上に引いてしまうことのほうが実は大きな問題なんじゃないかなと、もっと深く取材することが必要なんじゃないかなというふうに思っています。

岩波　この点について、どなたかコメントがございますでしょうか。

山本（譲司）　多分マスコミの皆さんが恐れるのは、当事者団体や福祉関係者からのクレームなんじゃないですか。それはもう、しょっちゅう報道をチェックして新聞社やテレビ局に抗議をするという人を私も知っています。それは福祉関係者なんですがね、彼らはよく言うんですよ、障害者の人権を守るという意味において、「障害者の犯罪をマスコミで報道するのはけしからん」みたいなことをね。でもよく考えてみると、そういう障害者を生み出してしまった責任はどこにあるのか、と私は言いたいですね。結局、福祉関係者が言う「人権を守る」というのは、障害者を犯罪者にしてしまった自分たちの人権を守ってほしいだけなんじゃないでしょうか。

中谷　多少関連するんですけど、事件報道で最近私の感じる印象なんですが、かなり被害者にスポットを当てますよね。被害者に寄り添ったような報道、被害者の心情とか、その背景とかいうふうなこと、かなりそちらに偏っているんではないか、以前と比べるとシフトしているんじゃないかなという印象がある。

それから、それと多少関連するのは、被害者が裁判に参加する被害者参加制度ですかね、あれも多少関係あるのかなという気がするんです。確かに、被害者のケアとか被害者の支援、人権、それはもちろん大事なことなので、決して流れに逆らうつもりはないんですけれども、だけど一方で、加害者、つまり被疑者と比較してもそれはそれでやはり人権というのを持っているわけで、その辺のバランスが何でこっちにシフトしているのかなという。これは単に私の錯覚なのかなという気もするんですが、どうですか。

加古　確かに被害者の話がよく出るようになったと思います。少し前まで被害者の側の話があまり出ませんでした。被害者の側がなかなか語らない、取材が難しいということもあると思います。被害に遭ってそうたたない時期は自分の中でも被害についてなかなか消化できないですから、まとまった話をすることは難しいと思うんですね。ニュースはどうしてもホットなうちに一番たくさん報じられる傾向がありますから、被害者が語ろうかなと思ったころにはもう報道はされなくなっているというようなことがあります。

ただ今は時期を置いても被害者の話を書いていこうという、そういう考え方になってきています。そのこと自体は私はいいことだと思っているんです。ただ、被害者の側に一方的に偏ってしまうのはよくない。例えば被害者が言っていることがもしかしたら間違っていることもあるかもしれない、事実関係が違っていたりとか、そういうことも検証しなくて載せるのはどうかと思うんです。加害者の主張を例えば弁護士経由で紹介することももちろん必要だし、それと同時に被害者の話も書くことが大事で、要はそのバランスだと思うんですね。

裁判の話が出ましたけれども、被害者が求刑までしてしまうというのは、私は個人的にはあまりよくないことだと思います。裁判に必要以上に感情が持ち込まれることになってしまう心配があります。

岩波　山下先生、お願いします。

山下　被害者関係でいうと、今出たことですけど、被害者が語るようになった。これは「あすの会」という全国犯罪被害者の会は、明確に、主要な大きな著名事件の被害者をそのメンバーにして、その被害者に語らせるという形で、この間、二〇〇〇年ぐらいから、二〇〇七年の通常国会で成立した被害者参加制度を作るために、意図的にというか、積極的にやってきた節があると思うんですね。逆に言うと、マスコミは、逆にそういう運動に利用されたのではないかという疑問が私にはあります。

今回、明確に、マスコミのこの間の完全に被害者に偏った報道を踏まえて、国民の世論として、被害者に対して何かしないといけない、国会議員も、被害者に対して何かしないといけないという状況の中で、ああいう、かなり極端な被害者参加制度が――それでも彼らから見ればまだまだ不満足な内容だと言うと思います。彼らが言っている被害者参加制度というのは、まさに自分たち被害者が独立して起訴もできる、証人も申請できる、証拠調べも請求できる、上訴もできるという被害者の訴訟当事者として、完璧な三者構造の刑事裁判を求めており、今回の法律の内容は、彼らとしては不満足だと思いますが――、来年（二〇〇八年）一一月ころから施行される訳ですが、マスコミとしては、語ってくれる被害者が登場したからそれに飛びついて被害者寄りの報道を続けているうちに、まさに利用されてしまっていたのではないかという疑問が私としてはあります。

この間、明らかに、今回の光市事件でもそうですけど、極めて激しい被害者の声をベースに、その事件について報じ、弁護団をも激しく批判するという論調が全面的に出されています。これは、もう、完全に公平な報道ではなくなっていると思うんですね。やはり、マスコミは、公平かつ冷静に物事を報道すべきであって、昨今の被害者の主張をベースに報道するというマスコミのやり方は、極めて公平さを欠いた報道になっていると感じています。

加古　被害者の声をベースに報道しているかどうかというのは、必ずしもそうとは言えないというふうに思いますね。例えば光市の事件に関して言えば、被害者が語らなければ、被告の元少年が語っていることだけが報じられるわけですよね。そうするとそれはかなり一方的な話になってしまう。被害者の遺族が被告の主張に対してコメントするということは当然だし、そのことを報じることもまた当然ではないかと思います。今は被害者が語るからそれに飛びついているというのは必ずしも正しくなくて、今ほど熱心ではなかったかもしれませんが、被害者が語らなかったころも被害者に語ってもらおうと努力はしていました。被害者にやっぱり語ってほしいんです。そうすることによってバランスのとれた報道ができるんじゃないかなというふうに考えているわけです。

入野田　ちょっといいですか。

岩波　お願いします。

入野田　弁護士同士でちょっと意見を異にするかもしれませんけど、正直申し上げて、ずっと被害者というのは取り残されていた存在だったんですよね。刑事弁護で検察側は被害者擁護というのを本当の意味ではやっていなかったんですね。で、完全に置きっ放しで情報も全くない。何か聞こうとしても全然答えてくれない。非常に被害者を無視した形で手続きが進む。しまいに、じゃあ被告人はどうなったのといったときに、執行猶予がついたらしいよと。こういう話を警察から聞く、非公式にです。こういうあり方がずうっと続いてきたということです。

それはおかしいなというのは現場にいる僕も感じていました。正直言ってそれでいいとは全然思えなかったし。被害弁償とかなんとか、被告人がある程度お金を払えと、弁護士のほうからつっついてお金を払わせて、車を持っていれば車を売っ払え、そういうことをやっていました、現実には。

それで、ある意味でそれの激しい揺り戻しというか、被害者を何とかしなきゃいけないという運動が起きたのだとすれば、むしろ当然求められてしかるべきところで、それが若干行き過ぎた部分はあるかもしれない。裁判の中で被害者が直接起訴する権限まで与えるかどうか。そういうところまで行っちゃうと確かに感情が支配することになって、本来事実をベースに話をしなきゃいけないところでおかしなことになる。やっぱり被害者の目を見て弁護人が話すというのはなかなか厳しいものがあります。正直言って僕は怖いです、被害者のことを。

で、そういうことからすると、やっぱり法廷という場はもうちょっと実質ベースにやりやすいように残しておいてほしいなという気持ちは率直にあります。ですから、被害者を中心に法廷を再構成すべきだと、ある程度直接的な、例えば被害者がこういうことを被告人に質問したいと、それについて検察側がある程度そういうふうにして聞く、こういったやり方であればある程度、やるべきかなというぐらいに私は思ってしまいます。それぐらい被害者というのはずうっと置き忘れられた存在だったというのは間違いないと思うんです。

報道のことをどうかということになると、法廷というか司法の世界ってある意味閉ざされた世界で、マスコミが言ってくれないと動かないんです。あるいはアメリカから強烈な要求が来るとか、そういうことがないと動かない。現実にはそうなので、マスコミの方々が被害者のことをかなり強く言うというのは、僕のあくまで個人的な見解ですが、むしろ弁護士としては少数派だと思いますけれども、それはある程度必要だったと思います。ただ、それが行き過ぎてあんまり感情に走って、弁護士はみんなアホやという話になると、これはちょっと僕は違うかなという気はするんですけど、どんなことにでも制度が変わるときにはやり過ぎということは出るので、僕はある程度そういうのが今ちょっと起きているかもしれないなぐらいの感じで事態が推移するのを見ています。ただ、裁判の中であんまり極端なことは起きないだろうなということも考えています。大体そんな感じです。

岩波　ありがとうございました。議論は尽きないんですけれども、残り時間があまりなくなってまいりましたので、フロアにも多くのエキスパートの方やジャーナリストの方がいらっしゃいますので、フロアから質問、コメント等をお願いしたいと思うんですけれども、どなたか発言していただける方がおりましたら挙手していただけるでしょうか。

行正　産業医大（産業医科大学）で精神科をやっています行正《ゆきまさ》といいますが、事件報道についてなんですが、特に自殺なんかの報道では、報じることによってますます加速しているといいますか、そのマイナスの面はすごく感じたんですが、自殺報道、それから通常の殺人事件の報道についてもなんですが、そもそも報道する必要があるのかなという大前提の疑問があるんで、そのあたり、どういったことでそもそもこういったことを報道するのかということをまず聞きたいんですけど。

岩波　これは、加古さん、よろしいですか。

加古　新聞とほかのメディアと若干違うかもしれませんが、私は新聞ですので新聞の立場に立って言います。ほかのメディアも基本的には変わらないと思うんですが、世の中に起きていることを報じる鏡のようなものがメディアです。少なくとも、新聞はそうです。だから事件が起きれば事件を報じる。ただ、いろんなことがあるので、すべてを報じることはできないんで取捨選択しながらやります。どういうものを報じるかというと、それは、世の中の人がそれを重大だと思うこと、あるいは重大とみんなが思っていないけれどもこれは実は重大なんだと我々が考えること、そういうことを報じます。

例えば殺人事件をなぜ大きく報じるかというと、殺人事件がそうめったやたらに起きることではないことがあります。結構起きてはいますけれども、ほかの事件に比べればそれほど多くない。だから、殺人事件は読者の関心が高いんですね。読者がそれに驚いたりとか、あるいは大変だと思ったりとか、いろんな感情をかき立てるという部分があると思いますが、そういうことがあるから大きく報じているわけですね。

自殺に関してのお話がありましたが、自殺に関しては実は私もちょっと悩みながらやっている部分があって、今日この中にある文章にも書いているんですけど、例えばＷＨＯが報道向けに勧告を出していて、それに従えば、遺書とか詳しい手口とか、そういうものは報じないほうがいいということになっています。私はニュース・デスクですので、そういうのをなるべく報じないように来た原稿を修正したりはしているわけですけれども、その意識が必ずしも全体には徹底していない。したがって、詳しい手口を書いたり、あるいは遺書を載せたりすることによって連鎖反応を起こして、かえって自殺が拡大してしまうということがあるのは事実だと思います。そこは内部では話し合いながらやっているんですけど、なかなか徹底できないのが現状です。

岩波　よろしいでしょうか。

行正　特に自殺に関しては今言われたようなことを強く感じていますので、詳しいことは知りませんけど、オーストラリアなんかでは報道機関なんかがそういった一定の基準を設けて、自殺報道については取捨選択してやっているというふうに聞いていますが、そういうのができればありがたいと思っております。

岩波　ありがとうございました。ほかにどなたかフロアの方からございますでしょうか。

丸山　大内病院の丸山と申しまして精神科の医者です。申し上げたいことは、いま弁護士さんからも出ました「簡易鑑定」という言葉ですけど、この言葉はなくしたほうがいいんじゃないかということでちょっと考えを述べさせていただきたいんですが。

精神鑑定には、司法鑑定と医療観察法の鑑定があり、裁判官の命令による宣誓した書面でこれが鑑定なのですが、検察官が知り合いの医者に頼んで裁判上の意見を求めた書面は鑑定書じゃないんじゃないでしょうか。それが、いつのことからか、だれが言い出したのか「簡易鑑定」という言葉になって、これがずうっとどこにも通用している。これはおかしい。

岩波　たしか中谷先生も書かれたと思いますけど、簡易鑑定自体が非常に安易になされる傾向があるというのはご指摘のとおりだと思いますので、今後、制度上の改革は必要だと私も思っております。ほかにどなたかございますでしょうか。あるいはパネラーの方々、追加のご発言等ございますでしょうか。お願いします。

山下　先程、山本さんが、「入り口」の問題で処遇論をきちっと議論すべきだという指摘がありました。刑務所の処遇は、この間、受刑者処遇法というのができたこともあって改善されてはいるんですが、例えば、今回のの問題で、少年の問題であれば少年院の処遇の問題とか、成人については医療刑務所の処遇の問題があります。私は数年前に北九州医療刑務所というところへ行ってすごいショックを受けたんですけども、そこに行くと、そこには、なぜこんな人に精神に障害を持った人がなぜ刑務所にいるのか、なぜ裁判官は、こんな人を責任能力があると認めて刑務所に送ったのか、と疑問を感じるような人ばっかりが収容されているんです。それで、ものすごいショックを受けたんですね。その事実を、国民はもっと広く知るべきだと思います。そういう人が、現に刑務所に入っているという事実ですね。そういうことは、一般の人には全く知られていないことですが、是非、メディアの人たちはそういう現実を報道して欲しいと思います。そういう処遇の現実を知らないと、処遇を決めようがないはずですね。

そういう意味でいうと、裁判員制度でいうと死刑の問題があります。死刑制度についても、死刑をどのように執行しているのかという現実を国民は知らないのに、裁判員が死刑を選択するというのも本当はおかしなことだと思います。しかし、今回の裁判員制度では、裁判員は量刑についても関与し、死刑も選ぶ可能性があるわけです。そういう意味で、現実に行われている処遇について、懲役はどういうふうにやっているのか、少年の場合には少年院ではどういう処遇をしているのかを国民は知る必要があります。今回の少年法改正で、「おおむね一二歳以上」の少年を少年院送致できるとなりましたが、それが現実にはどういう意味を持つのか。それについては、実際に少年院でどういう処遇をされているかを知らなければ分かりません。私たち国民には、あまりにも、そういう現実の処遇に関する情報が与えられていないという点に問題があると思うんですね。

その意味で、先程テレビ番組の紹介がございましたけれども、ああいう形で見ると、現場での処遇の実態が分かってきます。私もあのビデオを以前に見たことがあり、今回二回目だったんですけど、ああいう情報を、もう少しマスコミは広く報道して欲しい。医療刑務所ではどういうことをやっているのか、少年院ではどういうことをやっているのか、そういう現実の処遇に関して、もう少し広く国民に知らせてほしいと思います。

法務省は、なかなか処遇の現実を明らかにしないというか、マスコミにもなかなか公開しないという問題もあるんですが、これはやっぱり公開させていくべきであり、マスコミの方も、それをきちっと報道していかないと、裁判員制度において、市民である裁判員は、量刑の判断をすることにおいて、極めて困難なことになります。処遇についての抽象的なイメージだけで量刑をやってしまうことになってしまい、懲役五年というのはどういう意味なのかとか、死刑とはどういう意味なのか、無期懲役とはどういう意味なのかということを、きちっと国民に知らせていかなければ、裁判員制度は成り立たないのではないかと思います。そのためには、現実の処遇というのをきちっと国民に情報公開、情報開示される必要があると、切実に思っています。

岩波 ありがとうございました。

西本 よろしいですか。

岩波 お願いします。

西本 これは岩波先生に聞いたほうがいいのか、中谷先生に聞いたほうがいいのか、よくわからないですが。よく、触法精神障害者の再犯とかということで議論するとき必ずといっていいほど引用される、今日お手持ちの資料の資料集一の中にもありますけど、山上晧先生の一一年間の追跡調査ってありますね。こういう調査って今現在も継続されているのかどうかということと、あと、この数字をどう見るかということなんですけども。中谷先生なんかは、どちらかというと再犯率というのはそんなに高くないというふうにおっしゃっているようにお見受けしたんですけれども。

二〇〇一年の大阪・池田小事件のとき、山上先生が『週刊文春』にコメントを寄せていられて、私が直接取材したんじゃないんで責任は持てないんですけれども、再犯率が非常に高いというような趣旨のことをおっしゃっているんです、記事の中で。取材した記者が聞き間違えたのかどうか知りませんけれども。統計の数字をどう見るかというのは、いろんな、例えば分母を何にとるかとか、そういったことによって随分違ってきちゃう。もうちょっと何か、これと突き合わせられるような数字があればいいなと思うんですけど、いかがでしょうか。

中谷　山上先生の調査は大変大規模で、あれは警察庁、法務省から依頼された調査ですね。確かにこれは非常に貴重なんですけれども、よく見てみますと再犯率は低いんですよ。で、私が書いた中で、このパンフレットにもちょっと引用させてもらったんです。山上先生自身は、再犯率が高い、特に凶暴な犯罪を繰り返すとおっしゃるんだけども、数字上は少ないんですね。ちょっとこれは注意して読まなくちゃいけないし、山上先生のご発言もどうなのかなという気がしますよね。精神障害者はとにかく危険な犯罪を繰り返しやすいんだと、繰り返すんだというふうなことが、あたかも自明の事実であるかのように、これは精神科の世界でもそうなんですけれども、それはしっかりデータをもとにして言わなくちゃいけないということ。

確かにきちんとした調査も外国では割とよくあるんですが、なぜあるかというと、警察関係なんかのデータを使えるんですよ、調査に。日本の場合というのは、警察なんかの、あるいは検察庁なんかのデータに研究者がアクセスするところは非常に難しくて、悪く言えば秘密主義なんでしょうけれども、それは大事だし、何とかしたい。私自身もできればそういったことをしてみたいなというふうに前から思っているんですね。

岩波　ちょっとつけ加えます。山上先生の論文を読みますと、全体の再犯率は一般人のほうが高いということになっています。ただ殺人などの凶悪犯罪についてはほぼ同じであるという結論です。それで再犯率はトータルで見ますと、患者さんについては、すべての犯罪を含めると二一・九％になっています。殺人歴のある精神障害者二〇五例の中で再犯で殺人を犯した例は、四例のみでした。したがって再犯率は必ずしも高くはありません。

それで、ちょっと海外のデータを調べてみたんですが、イギリスのデータについて補足します。イギリスにおいて最も保安度の高い犯罪精神障害者のための病院である特殊病院を退院した四二五例の一〇年予後、これを、いま中谷先生がおっしゃったようにイギリスの内務省が協力してデータが出ているんですが、そのうち一〇年間で再犯、何らかの犯罪を犯したのは三四％、凶悪犯罪を犯したのは一五％という数字が出ています。ですから、日本の数字からいきますとかなり高い値になっています。

ですから、山上先生のデータは漏れも結構あるだろうというふうに論文の中でおっしゃっていますけども、イギリスと日本、そのままイコールにはならないでしょうけど、イギリスのデータはあらゆる資料を参照しているので比較的実数に近いものが出ていると考えると、日本のデータはほんとはもう少し高いかもしれないと考えられます。

中谷　重大な犯罪をやってまた重大な犯罪をするというのはかなり低いでしょう。山上先生のデータでは。

岩波　殺人のケースが二〇五例中四例です。

中谷　それがまた殺人事件をやったということですか。

岩波　そうですね。二％です。それは一般人のデータとあまり変わらない値でした。ほかにフロアも含めて何かコメント、追加等ございますでしょうか。

加藤　昭和大学精神科の加藤といいます。ちょっと私はおくれて来たものですから前半を聞いていなくて、ここに書いてあることで今の議論で少しだけ、コメントいたします。私はアスペルガーを中心とする発達障害を最近は中心にやっております。そういう特に成人になった人たちのケアというものをちゃんとやりたいと思っていますが、その中でこういう少年犯罪の問題が出てくるもんですから、ちょっとそれだけ少しコメントさせていただきたいんですが。

ここにも書いてある少年の犯罪はふえたかという、中谷先生なんかがおっしゃったとおりで、これは実数としては減ってきているし、そういう意味でいうと、むしろ戦後のときはずっとものすごく多かったろうと思うんですね。逆に言えば、そのころはそんなのはありふれた事柄であって、ニュースにも何にもならない。最近になるとそういうことは少なくなってきて、人も、中国なんかは典型的ですが、一人っ子政策になってきますから、そういうところでそれが特に出てくるという面があるんじゃないかと思うんです。

それから、子供にストレスがふえたから、それが極端な場合には犯罪の背景になり得るというのは、否定はしないんですけれども、発達障害なんかを見ていると、そういうことだから発達障害になったというふうには私は思っていないわけですね。すごく子供にとって生きにくい世界になったからそういうことが起こってしまうというのと、そういう犯罪を起こしてしまう――もちろん、アスペルガーとかそういった人たちの多くの人は犯罪を犯すという意味ではありません。その中の非常に飛び抜けた犯罪を起こす人はまれにいるんですが、そういう人たちと、社会にストレスが多くなったということはそのまま連続線であるとは限らないと思います。その辺をむしろ別に考えていただきたい。私らやなんか、これを専門にやっている側からするとそう思いますね。

逆に、ああいう子たちを厳罰に処したところで、全然当人の論理からすれば非常に真っ当ですので、刑罰として意味がありません。よく、自分は当然死刑になるべきですとかいうふうに言って、初めからそれを肯定していたりしますね。だからって、反省しているかということは全くないわけです。その辺の不連続さをちょっともう少しぜひやっていただきたいと思ったんです。以上です。

岩波　コメントをありがとうございました。発達障害と少年犯罪の問題はあまりまだ話題になっていなかったんですが、もうちょっと時間がありますので、もしこの点に関してどなたかご指摘等ありましたらお願いしたいんですが。

加古　ちょっといいですか。

岩波　どうぞ、お願いします。

加古　実は神戸の例の酒鬼薔薇事件で、重度の行為障害というような鑑定の結果がでたと思いますが、それにかかわった先生が、今から振り返れば発達障害と考えればすべて符合するというようなことをおっしゃっているという話を間接的に聞いたことがありまして。

岩波　それはアスペルガー障害ということなんでしょうか。

加古　ごめんなさい、発達障害としか聞いていないのでPDDかちょっとわかりませんけど、そういう話を耳にしました。発達障害の診断というのはどうなんでしょう、かなり難しいんでしょうか。

岩波　アスペルガー障害についてはこれまであまり検討されていなかった疾患ですので、見過ごされてきたりとか、あるいは統合失調症として治療されて精神病院に入院しているとか、きちんと診断されていないケースが数多く見られるのが現状だと思います。

山本（譲司）　潜在的にはアスペルガーといわれる人たちは、昔からかなりいたと思いますよ。最近は、アスペルガーあるいは自閉症の人たちを主人公にしたドラマなんかもあったりして、割と親御さんたちが敏感に反応し、「もしや、うちの子も」と、診察に連れて行こうとするケースがふえているようです。早期発見、早期訓練というようなこともあるんでしょうが、いかんせん、この障害をきちんと診断できる医師の数が少ない。診察を申し込んでから、初診まで二年待ちというような場合もざらにあるといいます。発達障害といわれる人たちの場合、日本児童青年精神医学会所属の医師に診てもらうことが多いようですが、その専門的医師というのは全国に一〇〇人くらい。しかも医師が違えば、同じ患者に対して障害名が、アスペルガー症候群となったり、高機能自閉症となったりする。発達障害といっても、その捉え方は、医師によってまちまちなんですね。

このアスペルガー症候群という障害がきちんと認識されるようになったのは、実はここ一〇数年くらいの話なんですね。一九八〇年代までのわが国では、この障害に対して、「親の育て方が悪かったから」とか、「精神病と同じような後天的な病気だ」とか、全く間違った見方をする人がほとんどだったようです。でも、イギリスなどでは、かなり早い段階から、といっても一九六〇年代の後半ですが、「先天的な脳障害」と認識されていたといいます。そして一九八一年、ローナ・ウィングという医師が、戦時中のドイツで発表されたオーストリア人の医者ハンス・アスペルガーの論文を紹介して、はじめてこの障害が「アスペルガー症候群」として注目されるようになったんですね。まあナチスドイツの医師アスペルガーの報告ということで、戦勝国の中では、長い間、日の目を見なかったんですね。

さて、このアスペルガーといわれる人たち、私も付き合いがありますが、非常に誤解されやすい人たちです。最近、ＫＹ「空気を読めない」なんて言葉がはやっていますが、彼らは、まさしくそういうＫＹと呼ばれるような特質を持っています。先天的に、人の気持ちや感情を読み取る能力が欠けていて、結果、人とのコミュニケーションが非常に苦手な人たちです。そして、偏執的ともいえるような「こだわり」を持っている人も多い。たとえば、鉄道のダイヤグラムだとか天文学だとか、世の中の流行に関わらず、特定のものに対して異常なまでの興味を示して、またその興味の対象について大量の情報を記憶することもできる。ですから、ハンス・アスペルガーは、この障害を持った子供たちのことを「小さな教授」とも呼んでいたようです。ところが、アスペルガーの人たちは、今後のことを予測したりするのは苦手で、想定外のことに見舞われると、パニック状態になったりもする。そういう彼らですから、小さな頃から周りの人たちに「変わり者」扱いされ、いじめを受けてきた人も多いんですね。元来、他人との間で折り合いをつけることが苦手な人たちです。そんななか、残念ながら、人から見れば「反社会的」と思われるような問題行動を起こす人たちもでてくる。

実は刑務所の中にも、この障害のある人たちが少なからずいたように思います。でも刑務所の中では、それがなかなか顕在化しないんですね。というのは、彼らの多くは、時間に対する強いこだわりを持っていて、規則正しい生活を望むところがある。その点、刑務所内の生活は、一日のタイムスケジュールが分単位で決められているような帯グラフ的生活。こうしたパターン化された生活は、アスペルガーの人たちにとって、まさに安心を与えられているようなものなんですね。それに刑務所の中では、人と話すことは「悪いこと」とされていますから、他人とコミュニケーションをとる必要がない。したがって、アスペルガーの人たちは、刑務所生活にぴったりと嵌まってしまい、彼らの多くは模範囚と呼ばれるような受刑者になるんですね。

しかし、それでいいのか、ということとんでもないことで、刑務所生活は、彼らをますます非社会的な人間にしてしまいます。彼らの特質を理解したうえでのトレーニングも行なわれませんし、ただただ簡単な懲役作業をこなしているだけの毎日です。こうなると、ますますコミュニケーション障害は重くなるし、反社会的な行動を起こしてしまうリスク因子が増えていく。そういう状態で刑務所から出されて、結局は再犯に走ってしまうという例もかなりあるんですよ。これは、私がいろいろと取材したりした結果からしても、明らかな事実です。

イギリスでは一九八〇年代くらいからアスペルガー症候群に対する取り組みというのがされていて、たとえば罪を犯したアスペルガーの人たち専門の社会復帰施設などもあります。矯正施設から出たアスペルガーの人たちの更生を支える施設ですね。

岩波　それは若年者でしょうか。

山本（譲司）　いやいや、成人です。

岩波　成人ですか。

山本（譲司）　成人です。成人の出所者を対象として、社会復帰に向けてのトレーニングセンターみたいなものをつくっているんです。その形態は入所施設であって、みんなをそこに住まわせているんですね。調べてみますと、一人の入所者に対して、医師も含めたスタッフが一〇人ほどが常駐している。それくらい手厚い治療及びトレーニングをしているんですが、その費用はすべて国費によってまかなわれているんだそうです。

ですから、果たしてそこまで日本でやれるかというと、残念ながら、クエスチョンマークがついてしまいます。今のわが国は、「アスペルガー」という言葉がひとり歩きしていて、どちらかというとそれは、危険人物視されるような対象になっています。だから、彼らの社会復帰のため何かをする、という発想にはならず、逆に「隔離しろ」というような考えになってしまう。でも、彼らを危険人物とみなすこと、これは、全くの誤解と偏見なんです。アスペルガー症候群に対する治療プログラムがきちんと整備されていて、それを教育や医療・福祉の場で取り入れていけば、彼らが罪を犯すようなことは限りなく少なくなる。

これはアスペルガーの問題だけではなくて、障害者政策全般に言えることなんですけど、やはりもっとこの分野の医療を充実させていかなくてはならないですね。例えば、厚生労働省は精神科病院の七万二〇〇〇人の社会的入院患者を地域移行していく方針ですが、当然、その分の医療費は軽減されるんでしょうけど、それを何に使うのか、ほとんど論じられていないですよね。じゃあ医療費全体の赤字補てんに使われるのか、はたまた、地域の受け皿づくりに使うのかとか、全くその辺は見えていない。そこで、私は思うんです。これまで未開拓だったこの発達障害に関する医療をもっと充実させるような仕組みをつくっていただきたいし、アスペルガーなど発達障害者に関わる医師の数をふやしていただきたい、と。また、精神医療に携わる方々たちからも、そうした声を積極的にあげていただきたい、とも願っています。

岩波　貴重なご指摘をありがとうございました。

山下　アスペルガーの関係ですと、豊川の主婦殺しですか、人を殺したいと思ったということで殺したという。

岩波　一七歳の事件ですね。

山下　この事件が、アスペルガーということを主張して、結局、逆送されずに、少年院送致になったと思うんですけども、そういう意味で、恐らくこれが初めてというか、明確にアスペルガーだということで少年審判の中でそれを主張して認められた著名な事件だと思うんですけども、恐らく今後そういうケースが、少年事件において、かなり出てくるのではないか特に、というふうに思っています。

岩波　たしか佐世保の小学生の事件もアスペルガーというふうに言われていたと思います。

山下　ただ、あまり表立ってそんな大きくは指摘されていないような感じはします。

岩波　ありがとうございました。まだまだ議論は尽きないんですけども、そろそろ会場の都合で終了というふうにしなければいけない時間となりました。今日は、パネラーの先生方ご多忙の中、長時間活発な議論をしていただきまして、どうもありがとうございました。聴衆の皆さんもありがとうございました。それではこれで終了させていただきます。（拍手）

終了

資料

（以下の文章は、当日の抄録集に収録した文章の一部を再録したものである）

事件現場の忘れ物

西本幸恒

ニュースの現場は熱しやすく冷めやすい。大事件が起こるたび、週刊誌の編集部員には、いち早く現場に急行し、当事者に肉薄して、なるべく生々しい証拠や証言を入手せよとの課題が下される。今日は企業不祥事の取材をしたかと思うと、明日は殺人事件に駆り出されることもある。そんな生活を長年続けていると、現場の臨場感を味わえたという満足感の一方で、ずいぶん貴重なものを取りこぼしてきたようにも思う。

二〇〇一年六月に発生した大阪教育大附属池田小事件の際、犯人・宅間守に精神病治療の通院歴があることは、事件直後の段階で明らかになっていた。加害者に精神障害の可能性がある場合、取材班のモチベーションは大きく下がる。刑法三十九条の規定によって刑事責任能力が問われない可能性があるからだ。事件翌朝、大阪のホテルのロビーに取材班全員が集合し、「精神障害の可能性もあるので、最終的にどれだけ記事に出来るかはわからない。が、事件のインパクトは大きい。とにかく材料を集めよう」とデスクに言われたのを記憶している。

すでに現場では各メディアが被害者、宅間の知人などを絨毯爆撃的に取材している。普通にピンポン取材をしても、打率は低かろう。私は、宅間の幼なじみに取材のわたりをつけてもらうよう知り合いの弁護士に頼み込んで自由時間を確保すると、「なぜ宅間は野放しになったのか？」という興味から、病院、司法関係者への取材を始めた。万が一、宅間の人物エピソード等が書けなくなった場合、こちらに焦点を絞れば何か一本書けるのではとの思惑もあった。措置入院後の宅間はみずから「詐病」だったと言い張り、一ヶ月ほどで退院した。だが、退院後ほどなくして迷惑行為や傷害などの事件を繰り返すようになり、しかも「詐病」によってたびたび起訴を免れていたこともわかってきた。取材を進めるうち、精神鑑定と措置入院に制度上の大きな陥穽があるのではとの手応えが得られてきた。

だが、私の取材はそこで終わった。宅間の幼なじみ二名がインタビューに応じ、他社が掴んでいないエピソードまで詳細に語ってくれたため、こちらをメインに掲載することになったからだ。精神鑑定と措置入院に関する原稿も一応提出したが、小さな扱いで終わった。そして、私はまた別の取材に振り向けられ、池田小事件での疑問を未消化のまま排泄する後味の悪さを覚えた。

その三年後。佐世保小六同級生殺害事件では、別の疑問に出くわした。学校の会見を臨床心理士と名乗る人物が仕切り、校長や教頭に対する質問にも「心のケアに悪影響があるので、その種の質問には回答しない」と横から口を差し挟んだのだ。「報道が子供や親の心の傷を悪化させているんです」と、眼前の記者らを非難しさえした。私はそれを聞きながら、「心のケア」を名目に情報隠蔽をしているのではないかとの疑念に駆られたものだ。その後、佐世保市教委は心理士の介入しすぎを認めたというが、学校を舞台にした事件が発生する度、心理士が活躍するのは変わらない。そして、「心のケアが最優先」との意見を聞くたびに、「事実解明が最優先ではないのか」と、ひとり毒づいてみるのだ。

今回の研究会を通じて、自分自身が取材活動の中で感じた疑問に何らかの答えを見出せればと考えている。

精神障害と新聞報道

加古陽治

はじめに

山田洋次監督、倍賞千恵子主演で四十五年ほど前に作られた映画「下町の太陽」（昭和三八年、松竹）には、子供を交通事故で亡くして以来、精神に異常を来した男性「ピッピの源さん」が登場する。東野英治郎演ずる「源さん」は、車も通らないのに路地で交通整理をしたり、日が暮れた後の長屋を息子の行方を尋ね歩いたりして暮らしている。そんな「源さん」を、貧しい下町の人たちが温かいまなざしで見つめる様子が、倍賞千恵子と勝呂誉の初々しいラブストーリーに深みを与えるサイドストーリーとして、さりげなく描かれている。

子供のころ、私の故郷でも地域の一員として知的障害者や精神に病を抱えた人が暮らしていた。そうして精神障害者らが地域に溶け込んで暮らした時代には、しばしば人々がその存在を体感する機会があった。もちろん、専門知識を持たない地域の人たちには誤解もあっただろう。しかし、身近にいることで無用な恐怖感や差別意識を持たなくてすんだことも事実ではないだろうか。

今は、一般の人にとって精神障害者とふれあう機会は、そう多くはないだろう。凶悪事件を起こす特別な存在としての精神障害者はいても、日常的な存在としての精神障害者は、どこかに消えてしまったかのようである。

「精神障害と新聞報道」をめぐり自戒を込めて思うのは、そうした「精神障害者隠し」に、新聞をはじめとするメディアが荷担してきたのではないかということである。以下、新聞社の記者として事件報道やデスク業務に携わった経験を踏まえながら、若干の考察をしてみたい。

事件報道における精神障害者

非精神障害者によるものがあるように、精神障害（の疑いのある）者による犯罪もしばしば起きる。統合失調症の少年に駐日米大使が刺されたライシャワー襲撃事件（一九六四年）、東京と埼玉の幼女四人が誘拐・殺害された連続幼女誘拐殺人事件（一九八八―八九年）、学校に乱入した男に児童八人が刺し殺され、児童と教師計一五人が重軽傷を負った大阪教育大付属池田小児童殺傷事件（二〇〇一年）など、世間の耳目を集めた事件もある。付属池田小事件の被告は、後に精神障害者を装っていたことが判明し、死刑が執行されたことも記憶に新しい。

こうした大事件に限らず、精神障害者による犯行の疑いがある時、メディアはどう報じるか悩む。オーソドックスな対応は、容疑者の名前を匿名にした上で、精神科への入・通院歴には触れず不可解な言動について具体的に書くことである。あるいは、大きな話題となった一部の事件を除いて、報道の扱いを縮小することである。ただし、入・通院歴を書くかどうかについては、新聞各社、あるいは同じ新聞社でも日によって分かれている状態で、匿名化についても事件の態様や各社の取材の深度によって分かれることがしばしばある。

事実を報じるという報道の大原則からすれば、容疑者の氏名も事実、すなわち実名で報じるのが当然のこととなる。名前はその人の一部であり、有力な情報の一つである。名前を書かずに、たとえばA容疑者と報じたとたんに、新聞記事のリアリティは薄れてしまう。したがって、読者への情報提供の面からだけ考えれば、たとえ精神障害者であっても、実名で報じるべきだといえる。

それをあえて匿名にする最大の理由は、刑事責任能力との関係を重視するからである。刑法三九条には「心神喪失者の犯罪は、罰しない」「心神耗弱者の行為は、その刑を減軽する」とある。精神障害者による犯罪は、一般の人の場合よりも心神喪失や心神耗弱の状態で行われた可能性が高いから、刑罰の対象にならない可能性が高い。犯した罪の重さとの関係だけで刑罰が決まる「応報刑」であれば、心神喪失状態の精神障害者による犯行であっても正常な状態での犯行と同じように罰することになるが、刑罰には「目的刑」や「教育刑」の側面がある（注1）。精神障害者が自らの罪責について合理的に理解し反省することができないとしたら、罰したところで犯罪の抑止や、更生プログラムをこなして再犯を防ぐのに役には立たないから、刑を科す意味がないことになる。

罪を犯した者として新聞に名前が載ることは、周囲の者も含めて社会的制裁（一種の刑罰的なものである）を受けることにつながる。だから、「目的刑」や「教育刑」の効果がないとして刑罰の対象から除外されている者を対象とすべきではないのである。ただし、精神障害者でも有罪となるケースはけっこうあり、刑事責任能力は「犯行当時の病状、犯行前の生活状態、犯行の動機・態様等を総合して判定すべきである」とされる（注2）。しかし、理非曲直を知った上ならともかく、病のせいで犯行に及んだ可能性が高ければ、人権保護の観点から名前を出さないというのが、新聞界では主流となってきた（注3）。

匿名にするもう一つの理由は、精神障害者の社会復帰の障害を取り除くということである。このことは、改正精神保健福祉法三条にも盛り込まれ、「国民の義務」とされている。少年院で更生した少年と同じく、精神障害のせいで罪を犯した後に症状が改善した人にとって、名前が知れ渡っていることは社会復帰の障害になりかねないので、実名報道は慎重にしなければならない。

病名や病歴を書くかどうかについては判断が分かれてきたが、最近は、その犯行の本質を理解する上で必要がある場合を除いて「書かない」との判断が主流になりつつある。背景には、精神病患者を抱える家族や「精神医療サバイバー」からのねばり強い訴えがあった（注4）。犯罪報道の中で、容疑者が精神障害者であることや病名、精神科への入・通院歴を報じることで、精神障害者への偏見や差別が強まるおそれがあるからやめてほしいという指摘である。

読者の多くは、精神障害についての専門的知識を持たない。そして、現代ではほとんどの人にとって、日常生活で精神障害者（と明確に分かる人たち）に触れる機会も乏しい。そんな読者に提供される不用意な記事は、「精神障害者は危険な存在だ」という考えを植えつけかねない。また、精神科への通院歴のある人が事件を起こしたからといって、その犯行と精神病であることに因果関係があるとは限らない。精神病が直接犯行につながったケースはともかく、そうでない場合は「がんや糖尿病といった病歴は書かないのに、精神病についてだけ書くのはおかしい」という意見は十分に説得力を持っている。

一方で、病名や通院歴等を書かないと、事件を正しく理解できないという考え方もできる。新聞報道は実名が原則で、匿名で報じた記事が出ていれば、「なぜ匿名なのか」と疑問を持つ読者が少なくないはずだ。多くは「容疑者が精神障害者だからではないか」と憶測するだろう。それに対する説明が紙面でなされないとしたら、読み手の疑問は宙に浮いてしまう。病名が書かれていないがために疑念が広がり、罪を犯した患者と同じ病名でない人たちを含めて、かえって精神障害者に対する偏見が強まることも考えられる。

メディアの側が、そうした難題を最も簡単に解決する方法は、報道しないこと、あるいは極端に目立たない形で報道することである。かなりの衝撃的事件であるにもかかわらず、初報から極端に小さな扱いの記事であったり、それまで大きく報道してきたのに、ある日を境に急にフェードアウトしていったりするケースには、容疑者の精神障害が絡むものが少なくない。現に「容疑者は『マル精』（精神障害者）だから」と、急に取材意欲を失ってしまう記者もいる。一生懸命に取材しても、大きな記事になるのは期待薄だからである。

事件報道が抱える構造的な問題

精神障害者等による犯罪に限らず、事件の報道には、構造的な難しさがある。どうしても捜査当局からの情報が中心となるという基本構造である。

容疑者が不可解なことを話している時、初報段階で刑事責任能力があるかどうかを判断するのに、記者が頼りにするのは、やはり警察である。自ら判断する材料に乏しいから、警察が「あれは『マル精』だよ」と言えば匿名にするし、「ああ言っているが、責任能力はあると思うよ」と言えば実名にする。精神障害の専門家ではなく、症状を正確に判断できるとは思えない警察官の判断が、新聞の紙面に反映されることは珍しくない。

誤解を避ける上で、事件報道に当たる記者が精神障害の基礎知識を学ぶことは大切だが、仮に記者に基礎知識があったとしても、正確な判断は難しい。精神科医の意見を聞くとしても、主治医ならともかく、当人はおろかカルテすら見ていない部外者の判断には不安がある。結局のところ、初報段階でメディアが、容疑者の精神状態について正確な情報を得る完全な手だてはない。しかし、判断はしなくてはならないから、安易に警察の判断に依拠することになる。

では、取り調べが進んで起訴され、裁判になったら、容疑者の精神状態ははっきりするかといえば、そうでもない。専門家の間でも意見が割れるケースもある。有名な連続幼女誘拐殺人事件の被告の精神鑑定は、人格障害、統合失調症、解離性同一性障害（多重人格）の三つに割れた。多重人格とする鑑定は話題になったが、裁判所が採用したのは「人格障害」だった。仮に犯行時に被告が統合失調症を患っていたことが認められれば刑事責任能力は限定され、被告は死刑にはならなかっただろう。精神鑑定の採否を判断する裁判官の考え一つで、「生」と「死」が分かれたケースである。

二人が殺された池袋通り魔事件（一九九九年）の被告についても、精神鑑定で完全刑事責任能力があるとされ、最高裁で死刑が確定しているが、「統合失調症を発症していたことは明らか」だとする批判が出ている（注5）。

要するに、メディアの側は日々、専門家ですら時に判断しきれないことを「みなし判断」しながら、報道に当たっている。入・通院歴のある容疑者については、初報段階で主治医の話を聞こうと努力すべきだが、（1）主治医をどう割り出すか（2）仮に割り出せたとしても、主治医がプライバシーである病歴等を患者や家族の了解なく語れるか…という問題がある。

そうなると、現実的な解決策としては、（1）警察以外にもできるだけ幅広く取材を重ねた上で、報じ方を判断する（2）精神障害による心神喪失の状態で起きた犯行の疑いがあるケースでは、公人などを除き匿名とする（3）精神障害と犯行の結びつきがない場合は、実名で報じ、病名や通院歴を書かない（4）匿名の場合は、入通院歴を書く代わりに容疑者の不可解な言動の内容を具体的に書き、刑事責任能力の有無を調べていることを明記する（5）不確実なことは、はっきりするまで書かない…といったことくらいしか浮かばない。

朝日新聞は、二〇〇五年にまとめた冊子で精神障害者かかわった事件の報道のあり方に言及し、上記（2）（3）（4）と同じ見解を示した上で、（2）については、「歴史的重大事件」の場合は「刑事責任が問えないとしても実名を記し、顔写真を掲載することがある」などの例外規定を示している（注6）。

改革に向けた取り組みと提言

一．「事件報道のあり方委員会」

精神障害者がかかわった事件の報道をめぐる現状と問題点をここまで書いてきたが、ささやかながら私たちも改革の取り組みを始めている。東京新聞では、事件報道のあり方を考えるため、社会部を中心とした「事件報道のあり方委員会」を設けている。二、三カ月に一度、社外の識者をゲストに呼び、折々のテーマについて講義をしてもらい、意見交換をする。毎回、若手の事件記者を中心に二〇人前後が参加しており、自転車操業的に走り回っているふだんの記者生活でなかなか聞けない話が、好評を博している。

これまでに、被害者の立場や刑事弁護の立場などから、さまざまな専門家に話を聞いてきた。二〇〇五年九月には、アスペルガー症候群の子供によるものを含む少年犯罪について理解を深めるために、発達障害の研究者でもある藤川洋子・大阪家裁総括主任調査官（現京都ノートルダム女子大教授）をゲストに呼んだ。二〇〇六年二月には、精神障害者による犯罪について理解を深めようと、日本学術会議精神医学研究連絡会報告『こころのバリアフリーを目指して―精神疾患・精神障害の正しい知識の普及のために―』の作成にかかわった岩波明・埼玉医大助教授を、二〇〇六年一二月には、ベストセラーとなった『累犯障害者』（新潮社）の著者で、知的障害者による犯罪とその処遇に詳しい山本譲司氏を呼び、詳しく語ってもらった。

記者の中には、専門機関が出している報道機関向けのアドバイスなどを知らないか、さほど重要だと考えていないものも案外いる。たとえば、ＷＨＯが二〇〇〇年に出した記者向けの「自殺予防ための手引き」（注７）では、「してはならないこと」として、「遺体や遺書の写真を掲載する」「自殺方法を詳しく報道する」「単純化した原因を報道する」などが挙げられているが、いわゆる「いじめ自殺」をめぐる一連の報道では、あまり省みられなかった。

そうした記者の「内なる誤解」を解くためにも、専門家を招いた勉強会は有効である。必ずしも即効性があるわけではないが、参加した記者やデスクの知識レベルが底上げされ、それが周辺の記者に広がっていくことで、事件報道における誤解や偏見は是正されていくであろう。

二．取材を掘り下げる

精神障害者が起こした不可解な事件の報道が「ある種の娯楽となって」いて「特に精神疾患に関連した理解不能な事件に対する関心は高い」ため「センセーショナルに報道されすぎる」との批判がある（注8）。これは、事実に反する指摘である。連続幼女誘拐殺人事件などが例に挙げられているが、この事件に人々が関心を持ったのは、幼い女の子が四人も相次いで行方不明になり、後に殺されているのが分かったという事件そのものの残酷さと、犯行声明や遺骨を送りつけるという異様さによる部分が大きい。容疑者・被告が精神障害者であろうとなかろうと、この種の大事件に関心が集まるのは当然であろう。

一般には、むしろ各メディアは精神障害者による犯行と分かった時点で、報道をトーンダウンさせる傾向が強い。精神障害者が社会的制裁の対象になりえないことが大きな理由だが、「精神障害者による犯行には、読者が求める『了解可能な物語』が乏しい」と、多くの記者が考えていることも一因である。

新聞に限らずメディアは情報の受け手があって初めて成立する存在である。情報の送り手は、受け手（新聞では読者）が刺激や情感に満ちた物語を欲していると体感している。犯罪、とりわけ恨みや怒り、悲しみといった人間の感情のピークで起きやすい殺人などには、本質的に分かりやすいドラマが包含されている可能性が高い。それを記事という形にすれば、読者が求める物語が提供できると、多くの記者は考えている。

ところが、精神障害が原因で起きる犯罪には、そうした了解可能な物語が期待しにくい（と多くの記者が思い込んでいる）。それを大きく報じることは、了解可能な物語の代わりに「精神障害者は怖い」という偏見を読み手に刷り込むことになりかねないから、どうしてもトーンダウンしてしまうのである。

一方で、そうした記者の思い込みを覆すノンフィクションなども登場するようになった。たとえば、前掲の『累犯障害者』は、犯罪白書で「精神障害者等」でくくられる知的障害者による犯罪を詳細にリポートし、処遇改善策を提示している。日々の新聞報道の網の目から漏れていた話が多いが、挿話の一つ一つには、それぞれ物語や発見があり、読み応えがある。固定観念にとらわれていた多くの新聞記者に厳しく反省を迫るものといえよう。

三．科学的に報じる

精神障害者をめぐる犯罪でよく語られるのは「センセーショナルな事件報道のせいで、精神障害者の犯罪率が本当は低いのに高いという誤解が広まる」というものである。二〇〇五年の一般刑法犯の検挙人員総数でみると、精神障害者等（知的障害者を含む）の割合は〇・六％と高くない。全人口に占める精神障害者と知的障害者の割合は二・五％程度とされるから、かなり少ないといえる。だが凶悪犯罪に限れば、殺人（九・〇％）や放火（一三・九％）で人口比を大きく上回っている（注9）。被害者の多くが身内だという事情を考慮しても、犯罪統計を元に「精神障害者は安全だ」というのには無理があるだろう。

他方、精神障害者の再犯率は、一般より大幅に低いとの指摘もある。いずれにせよ、殺人で検挙された精神障害者等は一二二人にすぎない。被害者数はそれより少し多いとしても、交通事故死（一〇、〇二八人）や転倒・転落死（六、七〇二人）、溺死（六、二二二人）、不慮の窒息死（九、三一九人）などより桁違いに少ない（注10）。日常生活で精神障害者による殺人の被害に遭うリスクは極めて小さいといえる。

言うまでもなく、精神障害はありふれた病である。WHO（注11）によると、生涯のどこかの時点で精神的な病にかかる人は四人に一人に達し、現に精神的な病にかかっている人は、世界で四億五〇〇〇万人もいる。うつ病の人は、ほぼ日本の人口に匹敵する一億二〇〇〇万人、統合失調症の人は二四〇〇万人にも達する。障害者の三分の一は精神障害者である。一方で、うつ病の六割以上が回復し、統合失調症の七七％以上は再発することなく暮らしていける。

事件そのもののフォロー、すなわち事件の発生、初公判、判決といった節目に集中している現在の新聞報道には、精神障害をめぐるこうした基礎知識の伝え方がまだまだ不足している。折に触れてこうしたデータを報じることで、社会全体の誤解を解く必要があるだろう。

四．おわりに

一九七一年の総理府世論調査（注12）では、「精神病患者」について「おそろしい、こわい」と答えた人が一六％、「嫌だ、気味が悪い」は一〇％で、「気の毒だ、かわいそうだ」が六九％で圧倒的に多かった。一概には比較できないが、一九九七年の全家連（全国精神障害者家族会連合会）調査では、精神障害者のイメージについて「怖い」と解答した人が三四％に達した。一方で、精神分裂病（統合失調症）の人に会ったことのある人は一二％にすぎない。実態を知らずに「怖い」という印象を持っている人が少なくないことになる。ライシャワー襲撃事件の起きた一九六四年に約八万床だった精神科のベッド数が四〇余年の間に約三五万床にも増え（注13）、横丁や商店街から精神障害者の（それと分かる）姿が見えなくなったことと無関係ではあるまい。

こうした「無知」に基づく誤解や偏見を解消するには、小さいうちから精神障害者を知る仕組みを作ることが効果的である。この点で、教育行政を担う文部科学省の動きが鈍いのが残念である。日本学術会議精神医学研究連絡会報告は「教育指導者が精神障害への適正な知識を習得し、精神障害に関する学校教育の見直しをするよう緊急に取り組む必要がある」と指摘している。「小学校で発達障害児への基本的な態度を育み、中学校で人格形成や適応障害への基礎知識を学び、高校では代表的な精神疾患への基礎知識を教える」よう提言しているが、実行する価値がある。文科省は、謙虚に耳を傾けるべきであろう。

人は理解できないものを恐れる。だが、精神障害から回復した人や治療がうまく行っている人の姿に触れれば、怖さは薄れるであろう。新聞人としては、日々の事件報道への配慮などに加えて、現状の改善に向けた取り組みを紙面化し、後押しすることも大切だと考えている。

注

(1) 大越義久。刑法総論第四版。東京：有斐閣：二〇〇七。p.6-16.
(2) 最高裁第三小法廷決定　一九八四。
(3) 社団法人共同通信社。記者ハンドブック第一〇版新聞用字用語集。東京：共同通信社：二〇〇五。p.552-553.
(4) 朝日新聞の連載「障害と報道」における「精神医療サバイバー」広田和子の発言。一九九五・二。
(5) 岩波明。自我崩壊。東京：講談社：二〇〇七。p.55.
(6) 朝日新聞社編。事件の取材と報道。東京：朝日新聞社：二〇〇五。p.60-65.
(7) WHO. Preventing Suicide: A Resource for Media Professionals. 2000.
(8) 日本学術会議精神医学研究連絡会報告。こころのバリアフリーを目指して―精神疾患・精神障害の正しい知識の普及のために― 二〇〇五。p.32.

(9) 法務省法務総合研究所。平成一八年版犯罪白書―刑事政策の新たな潮流―：二〇〇六。
(10) 厚生労働省大臣官房統計情報部。平成一七年人口動態統計 二〇〇六。
(11) WHO. The world health report 2001.
(12) 総理府。精神衛生に関する世論調査。一九七一。
(13) 厚生労働省大臣官房統計情報部。医療施設動態調査 二〇〇七。

（本稿は、『精神科』第十巻に収録された）

少年事件での少年の実名・顔写真の公表は許されるか

山下幸夫

山口県の徳山高専で起きた女子学生の死亡事件に関し、殺人容疑で逮捕状が出され、指名手配されていた一九歳の少年について、「週刊新潮」二〇〇六年九月一四日号は、その実名と顔写真を掲載した。新聞報道によると、「週刊新潮」編集部は、実名と顔写真を掲載した理由について、「逃亡して指名手配されているのに、実名も顔写真も公開されていないことはどう考えてもおかしい。公表は犯人の自殺・再犯の抑止にもつながる」とのコメントを出したと伝えられている。

この「週刊新潮」が発売された九月七日、山口県下松市内で、その少年が遺体で発見された。事件が発生した数日後から、少年は自殺しているのではないかということは懸念されていた。「週刊新潮」も、「すでに〇〇は自殺している可能性もある。しかし、今も逃亡を続けている場合、〝第二の殺人〟が起こらない保証はどこにもない」（〇〇は原文では少年の実名）と述べて、その少年が自殺している可能性があることを認識しながら、実名と顔写真を掲載している。

日本テレビとテレビ朝日は、少年が遺体で発見された後、九月七日の番組で、少年の実名と顔写真を報道し、その理由として、「少年法は非行少年の保護と更生を目的としているが、少年の生存を前提にしており、死亡によって保護・更生の機会がなくなった。事件の重大性などを総合的に考慮した」などと説明しているという（毎日新聞の記事）。

読売新聞も、少年が遺体で発見された後の報道で、少年を実名で報道しており、記事に付けられた「おことわり」では、「読売新聞社はこれまで、容疑者が未成年のため、匿名で報道してきましたが、容疑者が死亡し、少年の更生を図る見地で氏名などの記事掲載を禁じている少年法の規定の対象外となったと判断したことに加え、事件の凶悪さや一九歳という年齢などを考慮し、実名で報道します」と書かれている。

「週刊新潮」は遺体が発見される前に実名と顔写真を掲載しているという点で、他のメディアとは異なっている。

「週刊新潮」はこれまでにも何度も、少年の実名や顔写真を掲載してきており、少年法六一条が、少年事件について、「当該事件の本人であることを推知することができるような記事又は写真を新聞紙その他の出版物に掲載してはならない。」と規定していることに正面から違反しているいわば確信犯である。

しかも、「週刊新潮」の記事では、少年の趣味や性的嗜好まで具体的に明らかにされており、プライバシーの侵害は甚だしい。

これに対して、一部のテレビ局や読売新聞は、便乗組とでも評することができるだろう。いずれについても、既に死亡したのだから、「少年の更生を図る」ことを目的とする少年法六一条の対象外になったと解釈して、実名・顔写真の公表を「正当化」しようとしている。

しかしながら、非行少年が死亡したからと言って、その名誉権がただちに無くなる訳ではない（「死者の名誉」）。むしろ、少年の死亡を奇貨として、報道したくてしょうがなかった実名・顔写真を報道したというのが本音だろう。つまりは、それを報道することで、少しでも視聴率や購読量を増やしたいという商業主義の結果である。

新聞社は、常日頃、「自分たちは週刊誌と違って品位がある」として週刊誌を差別する傾向にある。しかし、今回の少年の実名・顔写真報道については、実はほとんど同じスタンスであることがはからずも露呈した。

成人の事件では、マスコミは、被疑者の実名・顔写真を当然のように報道している。そこに見られるのは、マスコミは「自分たちが報道することで社会に代わって制裁をしているのだ」という社会的制裁論である。しかし、刑事事件を起こした被疑者は、法律で定められた刑事手続によってのみ制裁を加えられるべきであり、マスコミに「制裁」をする権限が与えられていない。

その意味においては、マスコミによる実名・顔写真報道は、「私的制裁（リンチ）」なのだ。そして、その背景には、視聴率競争や購買競争という商業主義がある。つまり、マスコミにとっては、実名・顔写真も「商品」の一つなのである。

少年事件について、マスコミが非行少年の実名・顔写真を報道しようとすることも全く同様である。マスコミは商業主義を背景に、「私的制裁（リンチ）」をしているだけである。ただ、少年法六一条による規制があるから、新聞社は表立って実名・顔写真を掲載しないが、今回のように、少年が死亡し、反論ができないような場合には、進んで実名・顔写真を報道しようとするのである。

ちなみに、今回の事件で、少年の遺体が発見された後、被害者の遺族の写真がマスコミで報道された。これは遺族の同意を得た上で報道されたようではあるが、とにかく報道できる「絵が欲しい」というマスコミの姿勢をよく表している。

今の日本の社会が、成人事件についての被疑者の実名・顔写真の報道を許容し受け入れている限り、少年事件における非行少年の実名・顔写真報道の問題は、いつまでも続くことだろう。その意味では、そろそろ、私たちの社会のあり方として、マスコミが被疑者の実名・顔写真をさらすことを許容すべきかどうか、根本的に議論する時が来ているように思われる。

（追記）

日本弁護士連合会は、九月一四日、「徳山工業高等専門学校の事件の実名報道に対する会長談話」を発表した。そこでは、週刊新潮が実名報道を繰り返したことはまことに遺憾であること、少年の死亡後には、むしろ凶悪な累犯が明白に予想される場合や指名手配中の犯人捜査に協力する場合などに該当しないのであるから、例外的に実名報道をしなければならない社会的な利益も存在しないことなどが述べられている。

精神障害と犯罪に寄せて

入野田泰彦

近時のジャーナリズムなどでは、刑法三九条は、あたかも憲法九条の如しである。その存在は、法の理想と現実の乖離を表し、論者の政治的主張がぶつかり合う場でもある。しかし、普段政治的問題には関わりがなく、知財訴訟などを手がける企業法務弁護士に過ぎない私は、そのような領域にはあまり興味がない。多くはないが、刑事弁護を何度か受任した経験上、裁判所などとは若干スタンスが異なる感覚を持つに至ったように思う。

世間では、精神障害者は、「社会的不適合者」として扱われる。従って、精神障害があるということを公言する者は、周囲から奇異な目で見られ、今風の言葉で言えば、「引かれる」（遠巻きにされるとでもいった意味だろうか）ことになる。

しかし、刑事事件の弁護をしていると、中にはこのような扱いを自ら進んで受けようとする人々に遭遇する。このような場合、弁護人としては、犯行当時、被告人は、責任能力がなかった（或いは著しく減退していた）という主張をすることになる。だが、多くの場合、その主張は裁判所には無視される。精神鑑定を求めたところで、ごく限られた犯罪（放火罪など）でなければ、容易には認められない。

弁護人として裁判に関与する私が言うのは何だが、このような裁判の有り様を「当たり前」と受け容れてきた。犯罪は単なる行為の過ちに過ぎないが、精神障害はその者の存在の過ちと扱われてしまいかねない。そうであれば、犯罪として扱った方が被告人にとってもマシではないか、というのが、多くの実務法曹の感覚であろう。私もその例に漏れなかった。

しかし、この感覚が、この厄介な問題から目を逸らしたい法曹の逃げの姿勢を正当化しているに過ぎないことを認めるべき時期が来ているようにも思える。

近時の報道でも顕わになってきたのは、病歴など全くない人々が、「キレ」て、凶行に及ぶ姿である。彼らは、「通院歴」がある堂々たる患者さんというわけではない。家庭内で、夫婦が、兄弟が、親子が、暴発し、残忍な犯行に及ぶ。「キレ」た状態の人間の行動は、必ずしも了解可能ではない。心の闇は深く、怖い。

他方で、明らかに知的障害のゆえに、コミュニケーション能力が乏しい人々が、刑務所のリピーターと化している現実もある。彼らは、外部からは到底了解できない行動の結果、犯行に至る。そして、学習能力が劣る彼らは、同じような犯行を繰り返す。

彼らは、精神障害者であるかどうかは別として、いずれも「社会的不適合者」であることは間違いない。しかし、裁判においては、いかに弁護人が争おうとも、いずれも責任能力を問われることなく、多くは、「犯行は自己中心的で……」という決まり文句で刑務所に送られる。

果たしてこれで良いのか。

キレる者たちへの「社会的不適合」という言葉には、個人の意思など押し潰してしまいかねない「社会」の残忍な姿が透けて見える。個人が帰属している共同体が、家族であれ、会社であれ、学校であれ、その帰属する者達の共通の目的はもはや喪われた。刹那的な感覚によって支配され、その集団にとって「普通であること」は日々刻々と変わり、又、狭くなる。帰属する者の同質性が高められ、他者への許容性は収縮し、少しでも異質な者の居場所を簡単に奪う。「社会的不適合者」とは、同質的な者達から排除された「異質な者」であるに過ぎず、その者の精神障害の程度を問うてみても、なぜそのようなことが起きたかについて何ら答えをもたらすことはない。

他方、犯罪リピーターについてみるならば、自然科学的に言えば、明らかに精神疾患のゆえに、是非弁別能力を疑うべきなのである。それにも拘らず、なぜ責任能力があるとされるのか、それは、責任能力がない者として扱われてしまったら、その後の扱いに困るからである。きちんとした政策の下で行われているものではない。

法曹にとって、責任能力という概念は、可哀想な被告人を救うための方便とでも言おうか。鵺（ヌエ）的な概念として使い続けることで、カズイスティックな解決ができた（ように見えた）。しかし、これは、個人の意思決定に基づく自律的な人間といういわば牧歌的な近代思想の下での人間像を前提にしたものである。このような扱いは、もはやイデオロギーではないかとさえ思える。

現実の事象を、個々の犯罪事実だけに捕らわれることなく、また、イデオロギーに囚われずに観察すべきである。刑法の有り様が先にありきという議論では、答えは見出せない。

塀の中に暮らす精神障害者たち

山本譲司

オーバーラップする二つの場所

先日私は、ある精神科病院を訪ねました。知り合いの精神科医が勤務している閉鎖病棟を見せてもらうためです。五〇〇を超える病床数を有する大規模病院ですが、入院患者の約三割が閉鎖病棟に隔離された状態にあります。

閉鎖病棟は、鉄条網を張り巡らせた高さ四メートルほどの柵に囲まれていて、出入り口は一ケ所しか設けられていません。施錠された金属製の分厚い扉。事務棟から閉鎖病棟内部に入るまで、そんな扉が三枚続きました。

医師の案内のもと、閉鎖病棟の隅々にまで足を踏み入れましたが、コンクリートと鉄格子に囲繞された保護室が存在するなど、一般病棟にはない重苦しさを感じます。暴れたり、大声を発したりする患者は、保護室に収容し、外から鍵をかけてしまうのだそうです。こうした保護室以外にも、拘束具によってベッドに固定されている患者が数人いました。下半身には、オムツが巻かれています。

私は、昼食時間をはさんで約一時間半の間、医師には場をはずしてもらい、入院患者の人たちと懇談する機会を持ちました。私の周りには、物珍しそうな表情をした男性が一〇名くらい集まってきて円居。なかには、精神保健福祉法の二四条（警察官通報）に基づいて、措置入院させられている患者もいます。

「俺は一四年以上ここにいるんだがね、その間に一八回脱走したよ。けど、全部連れ戻されちゃってさ、保護室にぶち込まれて酷い目にあった」

ひとりの患者のこの発言が引き金となりました。「俺も」「俺も」と、次から次に脱走自慢と病院批判を口にする入院患者たち。そんな話が飛び交う中、初老の男性が溜め息まじりに、ぽつりと漏らしたのです。

「俺たちゃ、無期懲役刑を受けているようなもんさ」

懲役刑――。その言葉に反応して、私の脳裏には、数年前の記憶が瞬く間に蘇ってきました。

当時の仲間と二重写しになる目の前にいる人たちの姿。そうなると、閉鎖病棟内部の造作までもが、私が一年二ケ月間にわたって過ごした場所とダブって見えてきます。高い塀によって社会から隔絶された空間、拘束具によって肉体的自由を奪われる人たち、そのどれもが酷似しています。

そうです。精神科病院の閉鎖病棟は、刑務所とそっくりなのです。

刑務所での生活。それは今でも、強烈な思い出として、私の中に残っています。

「塀の中の掃き溜め」といわれるところ

二〇〇一〈平成一三〉年六月、秘書給与詐取という申し開きのできない罪を犯した私は、一審での実刑判決に従って、刑務所に服役しました。

栃木県の黒羽刑務所に入所した私を待っていたのは、一般受刑者たちに「塀の中の掃き溜め」と言われているところでの懲役作業でした。そこは、精神障害者、知的障害者、認知症老人、視覚障害者、聴覚障害者、肢体不自由者など、一般懲役工場での作業はとてもこなせない受刑者たちを隔離しておく「寮内工場」と呼ばれる場所。驚くことに、障害のある受刑者が、医療刑務所ではなく一般刑務所にも数多く入所していたのです。寮内工場での私は、刑務官の仕事をサポートする指導補助という役目を命じられていました。障害のある受刑者たちに作業を割り振り（作業といっても、未就学児にもできる簡易作業）、日常生活においても、その介助をするという仕事です。失禁者が後を絶たず、受刑者仲間の下の世話に追われるような毎日でした。

当初は、彼ら障害を抱えた受刑者への接し方がわからずに、戸惑いを感じる日々が続きました。コミュニケーションをとることすら困難で、自分が今どこに居るのかも理解できていない受刑者が何人もいます。

「おいお前、みんなの言うことをきかないと、そのうち、刑務所にぶち込まれるぞ」

そう受刑者仲間にからかわれて、真顔で答える障害者。

【新受刑者　入所年度別　精神科診断】

調査区分	総　数	精神障害なし	知的障害	精神障害	神経症	その他の精神障害	不　詳
平成12年	27498	26073	226	170	152	652	225
平成13年	28469	26926	239	116	136	816	236
平成14年	30277	28529	284	133	165	966	200
平成15年	31355	29405	324	174	313	1099	40
平成16年	32090	30085	271	141	322	1250	21

※　法務省発行の「矯正統計年報」（平成17年6月27日発行）より

「ボク、刑務所なんて、絶対にいやだ。ここに置いといてくれ」

悲しいかな、これが刑務所における日常風景なのです。

日本の刑務所の場合、受刑者となった者は、まず知能指数の測定テストとともに、精神状態の診断（刑務所職員が面接し、そこで精神障害の疑いのある者は、精神科医が来訪して検診）を受けなくてはなりません。

次の表をご参照ください。

これは、法務省大臣官房司法法制部が毎年発行している「矯正統計年報」から抜粋したデータで、入所時における精神科診断の結果がでています。最新の統計結果、二〇〇五〈平成一六〉年の数字で例示しますと、新受刑者総数三二〇九〇名のうち、約二〇〇〇名がなんらかの精神障害を有する（行刑施設では、知的障害も精神障害の中に含まれる）と認定されています。実に、新受刑者の一六人にひとりが精神障害者だというのです。

確かに、そうです。一緒にＩＱ測定を受けた受刑者のなかには、テスト中、幻覚にとらわれたような話を口にする者が何人かいました。警察の取り調べや裁判の場ではありませんから、今さら芝居をしても仕方ありません。精神障害者だからといって、刑務所内処遇が有利になることはないですし、詐病を使う受刑者など、いないはずです。

このように、日本の刑務所には、日々、たくさんの精神障害者が入所してきています。私は、完全に誤解していました。「刑法三九条により、精神障害者イコール無罪」という一般的先入観は、全くの誤りだったのです。

日本の刑事裁判の場合、その七割以上は、国選弁護士が弁護活動を担います。私選弁護士と違って、国選弁護士の多くは、「刑法三九条を盾に、被告人の責任能力の有無を争う」といった本格的弁護はしてくれません。したがって、被告人の精神鑑定など、ほとんど実施されていないのが現状です。さらに最近では、たとえ精神鑑定を行なったとしても、すぐに「人格障害」という診断名がつき、「責任能力あり」の結論が容易に出てしまっています。根拠のない社会防衛論（マスコミのミスリードによるところが大きい）に基づき、司法の側にも、「罪を犯した者は、何が何でも刑務所の中へ」という意識がはたらくのでしょう。結果が、上記の表となるのです。

さらに言うと、この数字は、あくまでも入所時の精神科診断であって、服役生活の中で精神に変調をきたす受刑者も大勢います。私自身の経験でいえば、入所後三週間以上、誰とも話をすることができず、また作業もほとんど与えられずに、独居房（間口一六二センチメートル×奥行き三一〇センチメートル）に閉じ込められっ放しでしたから、この時期は、精神のバランスが崩れそうになっていました。その後、懲役工場に配属されて、なんとか持ち直したものの、周りには、だんだんと精神状態が悪化していく受刑者が数多くいました。入所から一年、二年が経過し、そこで初めて精神障害と診断され、「寮内工場」に移される受刑者もいます。

「医療や福祉のほうで、支えられないいんだろうか。こんな人たちを自分たちに押し付けられても困るんだが……」

刑務官たちも、彼ら精神障害を抱えた受刑者の処遇に苦慮していました。そもそも日本の刑務所は、医師の数が絶対的に不足しているのです。黒羽刑務所の場合、二〇〇〇名を超える受刑者が収容されていましたが、医師が出勤してくるのは、週に二回、火曜日と金曜日の午後の数時間だけでした。精神科医はおらず、心理職の職員もいません。当然、カウンセリングなど、全く行なわれていません。

結局のところ、刑務所内での精神障害者たちは、医療的・福祉的視点でケアされることはなく、「コントミン」、「セレネース」、「ヒルナミン」といった抗精神病薬の投与によって、ただ薬漬けにされているだけです。そして、彼らは「処遇困難者」と呼ばれ、周りの受刑者からもネグレクトされていました。

しかし、精神障害者が本当に処遇困難者なのでしょうか。精神障害のある受刑者を担当していた刑務官が口にした次の言葉が印象的でした。

「普通、受刑者というのは、作業面や生活面での処遇緩和をねらって、いろいろと駆け引きをしてくるもんだが、精神障害受刑者には、自分の精神的疾患を理由に処遇上の緩和を訴える者は、ほとんどいない」

その通りです。私が共に過ごした精神障害のある受刑者たちも、権利意識が強い他の障害者と比べ、非常に大人しく、真面目な懲役態度の人が多かったように思われます。

ところが……。そんな状態であるにもかかわらず、彼らに仮釈放が認められることはなく、大方が、満期出所を余儀なくされていました。

困難な社会復帰

ある日、満期出所を目前にした受刑者のひとりが言いました。彼は、精神科病院への入院歴がある受刑者です。

「ボク、外に出るのが怖いよ。一生ここで過ごしてもいいと思っているんだ……」

自由も尊厳もない刑務所の中で一生暮らしてもいいとは――。塀の外の暮らしは、彼らにとって、そんなにも過酷なのか――。私は彼の言葉に、胸をえぐられるような衝撃を受けました。

彼ら精神障害のある受刑者のほとんどは、出所したとしても帰る場所がないと言うのです。確かに、障害に前科が加わったことによって、親兄弟からも見放されている受刑者が数多くいました。また、措置入院の是非はともかくとして、精神保健福祉法二六条の規定（刑務所長通報）により、出所後に医療機関とつながる人も、ごく僅かしかいません。たとえば、二〇〇四（平成一六）年の出所者総数二九五三三名のうち、一一五八名に対して通報が行なわれていますが、入院措置となった者は一〇一名です。

では、出所後の行き場として、更生保護法人が運営する更生保護施設はどうでしょうか。更生保護施設とは、身元引き受け人がいない受刑者たちの出所後の受け入れ施設です。現在、全国に一〇一ヶ所の施設があって、毎年五〇〇〇名ほどの出所者を受け入れていますが、やはり、精神障害のある出所者は絶対に引き受けてくれません。更生保護施設の職員には、彼らへの支援スキルがないからです。

身元引受け先のない受刑者には、仮釈放が許されることはない――。これが更生保護行政における厳格なルールなのです。

また、仮釈放が許されるうえでの重要なバロメーターとして、「身元引き受け先の有無」とともに、「受刑者本人の反省の度合い」があります。

通常、有期刑の受刑者は、刑期の三分の一を経過した時点で、保護観察官との一対一の面接が行なわれます。その場で反省の弁を口にすれば、大抵の保護観察官は言葉通りに受け取り、「改悛の情あり」と仮釈放の可否を判断する更生保護委員会に報告してくれます。そこで面接前には必ず、担当刑務官から、「演技でもいいから反省の態度をとるように」とのアドバイスを受けることになります。ところが、精神障害のある受刑者たちの多くは、その声にも全く関心を示さず、馬耳東風といった体。悔悟の態度が、なかなか伝わりにくい人たちです。たぶん、裁判の場でも、障害を理解されることなど、ほとんどなかったと思われます。残念ながら、刑事司法と同様、我が国の刑務所には、彼らの障害を理解しようという姿勢はないのです。

詰まるところ、精神障害を抱えた受刑者の多くは、仮釈放は認められずに、刑期満了と同時に何のフォローもないまま、塀の外に放り出されてしまっています。出所後も行く当てのない精神障害者たち。これでは、「また刑務所に戻ってこい」と言っているようなものです。

今後の課題

本年七月、「心神喪失者等医療観察法」が施行されましたが、法律の中で謳われているように、これによって触法精神障害者の社会復帰が促進されるのでしょうか。

私には、そうは思えません。なぜなら、先述したように、厳罰化を求めるマスコミ世論に押されてなのか、本来なら精神障害者と判断されるべき人たちが「人格障害者」と鑑定され、いとも簡単に刑務所に入れられてしまっているという実態があるからです。さらに、その他多くの精神障害者は、責任能力の有無を鑑定されることすらなく実刑判決を受けています。こうした司法が続く限り、「医療観察法」なる法律を作ってみたところで、その対象者は絞られているので、触法精神障害者全体に裨益するものとはならないでしょう（この法律の中身にも問題点が多々あるが、本稿では言及しない）。「医療観察法」の実施よりも、まずは刑務所内医療を充実させることが先決ではないか。我が国の刑事司法の現状を鑑みると、つい、そう考えてしまいます。

今回の「医療観察法」のモデルとされるイギリスの精神医療。イギリスの刑務所の場合は、日本とは違い、外部の精神科医が受刑者処遇に日常的に関わることが可能です。その上、さらなる医療の必要性が認められた受刑者は、刑務所から外の医療機関に移されて、専門的な治療が施されるのだそうです。また、フランスでは、職員がすべて医療スタッフという、医療的処遇を中心にした精神障害者専用の刑務所が設置されています。ドイツにも同様の刑務所が存在します。

刑務所内精神医療の充実。ただし、それは一方で、精神障害がありながら実刑判決を下されてしまう人がより増えていき、刑務所への精神障害者の流入が加速される危険性もはらんでいます。精神障害者をともすれば「危険な人」と見做してしまう現在の日本社会では、特に、その可能性が大です。

最近は新聞やテレビでも、「危険人物は、社会から排除しろ」的な主張が、頻繁に流されるようになりました。排除の先は刑務所を想定しているのでしょうが、そのうち、「医療観察法」に基づく専門病棟についても、同じような発想で利用されることになるのではないかと思ってしまいます。今のご時世では、そうした危惧は拭い去りきれません。治安に対する漠然とした不安が世の中に拡がり、国民感情に後押しされて誕生した「医療観察法」。したがってこの法律は、「治療による社会復帰」という視点よりも、明らかに、社会防衛的要素が強い内容となっています。

が、ここは感情論に振り回されることなく、慎重かつ冷静に考える必要があります。前提としておさえておかなくてはならないのは、刑務所や「医療観察法」の専門病棟は、人間を永遠に隔離しておく場所ではないということです。ほとんどの人は、一定期間を過ごせば、再び社会に戻るのです。そう考えれば、答えは簡単に出てくるはずです。

タックスイーターである彼らを、社会の一員としてうまく迎え入れることによって、早期にタックスペーヤーへと転じさせる――。できれば、巨額の税金を注ぎ込む「収容」や「入院」という形態は避けるべき――。当然のことながら、それが国民全体の利益につながる結果となります。是非とも、そんな認識を持ちつつ、刑事司法や精神医療、さらには矯正行政や更生保護行政のあり方を見直して欲しいものです。しかし現状では、このような考えが、国民の間にすぐに定着するとは思えません。

社会全体が精神障害者への理解を深めること――。やはり結論は、そこに尽きるのではないでしょうか。

（本稿は、全家連『Review』誌（二〇〇六年　No五三号）に掲載された）

黒い看護婦

森　功

　ここ数年、マスコミを賑わしてきた凶悪犯罪のなかには、中年女性が主犯として事件を引き起こしてきたケースがやたらと多い。和歌山のカレー事件をはじめ、長崎の一家保険金殺人、佐賀の美容師バラバラ殺人、同じ福岡県で起きた北九州の監禁殺人や中洲のスナックママによる保険金殺人など、数えあげたらきりがないほどである。犯罪の影に女あり、と言われたのは昔の話で、影どころか、いまや凶悪事件の主役ばかりだ。

　その彼女たちには、いずれも昭和三十年代生まれという共通点がある。いわば終戦の混乱期から高度経済成長に突入する過渡期にあたる。昭和三十四年生まれの吉田純子が過ごしてきた幼少期は、まだ終戦後の貧しさを引きずっていた部分もあった。とりわけ地方には、それが色濃く残っていた。大半の一般の家庭はある程度の貧しさを共有し、子供たちの服装に構う余裕もなかった。夏はランニングシャツに薄汚れた短パン姿で遊ぶ男の子ばかり。女の子は安物のブラウスに短い吊りスカートというのがお決まりの服装だった。

その子供たちに変化が見られはじめたのは、昭和四十年代に入ってからだろう。折しも純子が小学校の高学年になった四十年代半ばには、ジーンズが流行。と同時に、生活そのものが変化していった。カラーテレビや電話が普及し、なかには学習塾や習い事に通う子供も出はじめた時期である。

そんな時代にあって、吉田純子や堤美由紀の家庭はたしかに貧しかった。しかし、かといって特段貧乏だったわけでもない。いわば一般家庭の範疇に入る程度の貧しさであり、残る池上和子や石井ヒト美の家庭は、むしろ裕福な部類に入るのではないか。

ここが過去の凶悪犯のケースと決定的に異なる点でもある。かつての殺人犯は暴力団関係者か、あるいはまさに極貧生活を体験し、そこから抜け出そうとする過程で起きたケースが多かったが、少なくとも彼女たちがそんな体験をしてきた様子はうかがえない。

純子の一審判決公判では、谷敏行裁判長がこうもつけ加えている。

「被告人は当然の生活をする倫理観を身につけるべき立場にあった。（犯行動機として）貧乏暮らしをあげているが、それほど貧しかったわけでもない」

あるふれた中年女性による猟奇的な犯行。それこそが、看護婦四人組の連続保険金殺人の特徴であり、それゆえ捉えどころのない奇妙な感触が残るのである。そして、これは他の事件における女性たちにも共通している。

さらに犯行時の四人組の異様な連帯感——。

ひとり娘として大切に育てられてきた池上和子は純子に心酔し、甘えてきた。今年八月五日に予定されていた判決公判が急遽中止されたが、その一ヵ月後の九月一日に死亡。逮捕後に福岡拘置所内の医療棟で発見された子宮ガンが原因だった。おかげで公訴は棄却されたが、その代償として四三年の短い人生の幕を閉じたのである。

吉田純子を除く他の三人は、生来、さほどのコンプレックスも屈折もなく、いわば平凡に暮らしてきた。その三人がここまでの悪女に変貌していった心の奥底には、誰もが持つ人間の危うさを感じてならないのである。

この世にも稀な白衣の四人組の事件を描くにあたっては、発生当時の平成十四年から判決にいたるまで、およそ二年半の取材・執筆期間を要した。当初、週刊新潮の編集部員として取材をはじめ、週刊新潮や新潮45にもレポートを掲載した。

単行本を刊行した平成十六年十一月から早二年半が経過した。おかげさまで売れ行きはまずまずだったが、読者の反響は予想以上に千差万別である。

「医療の専門知識を駆使した看護婦たちの犯行に戦慄した」

多くは、事件に関するこうしたストレートな意見が多かったが、なかには次のような感想もあった。

「なぜ吉田純子のこんな単純なトリックに周囲が騙され、振り回されたのか。純子が他の看護婦を相手にするレズシーンなども含め、思わず噴き出してしまった」

あまりにも現実離れした出来事に感じるため、最初は笑ってしまうらしい。

どこにでも居そうな中年女性。彼女たちはたまたま同じ看護専門学校に通った同窓生だった仲間意識から、のちに固く結びついた。四人はいわばごく平凡に育ち、成人してからもそれほど不自由な暮らしはしていない。それでいて、犯行そのものは特異で猟奇的である。純子と同性愛の関係に陥った堤美由紀をはじめ、事件の背景に横たわる人間関係も奇怪きわまりない。日常と非日常。それら相反する出来事が四人組の生活現場で同居している。

「こんな出来事は小説などでは読んだことがない。嘘っぽく感じるので作家もこのようなストーリーにはしないだろう」

そんな意見までいただいた。読むほうにとっては、物語がとてもアンバランスで、奇妙に感じる。だからこそ、はじめは三文芝居のような安っぽい吉田純子のセリフに思わず噴き出すのかもしれない。

しかし、これは紛れもない事実である。そして、決して他人事ではない。

実は、純子に振り回されていく他の三人が犯行に手を染めていくなか、そこに潜む彼女たちの心理は、誰にでも心当たりがあるのではなかろうか。純子についても、それは例外とはいえない。

「はじめは噴き出してしまったけど、最後まで読んだら、やっぱり怖くなった」

そう話す人は少なくない。


（本稿は、『黒い看護婦』（新潮社）、『黒い看護婦』（新潮文庫）に収録された）

三浦和義事件

島田荘司

文庫用のこの後書きを書いている今は、二十一世紀も明けた二〇〇二年の七月だが、一九九七年にこの本が一次出版されてのちの「ロス疑惑」裁判の行方、および日本の推移について、簡単に報告しておこうと思う。

「殴打事件」は予想通り最高裁において確定した。しかし「銃撃事件」控訴審の方は、大方の予想に反して逆転無罪判決となり、日本中を仰天させた。再就職先を見つけておいての、職を捨てた裁判長の英断であった。判決後、裁判官は当然ながら辞職し、善良な国民は、事態の犯罪性に疑問を持つことはなかった。このような田舎びた道徳慣習は、一刻も早くやめたいものである。本当のことが言えなくて、何の裁判であろう。

三浦氏は、「殴打事件」での幻想の罪の懲役も終えて社会復帰し、娘葉子氏と暮らそうとしたが、これはもう互いの人生観に距離が開きすぎていて、無理だった。しかし離婚が確定していた頼江氏との再会はかない、歳月が不信を洗い流して二人は再婚した。現在は幸せに暮らしていると聞く。

いわゆる「ロス疑惑」は、森村誠一氏の七三一部隊告発で日本中が揺れ、右翼の宣伝カーが森村氏邸に赤ペンキをかけていた八四年、竜巻のごとく現れて日本中を迷走した。道徳の権化たる日本軍の、中国人に対する酸鼻な生体実験、そして虐殺の罪を跡形もなく吹き飛ばして、この罪の質を考える機会を奪った。暴風は日本人を犯罪者から警官にと一気に昇格させ、その喜びのあまり、新たな犠牲者を無数に生みながら進行したが、昭和天皇の崩御とともに、さしもの強風もやんだ。

そして新世紀が明けた二〇〇二年、「ロス疑惑」など忘却の彼方となったわが民は、八年越しになる世界に例のないデフレ不況にあえぎ、失業者は増大し、毎日八十人ずつの国民が自殺し続けるという、これもまたなかなか世界に例がない地獄が続いている。

経済競争力世界一を続けたバブル景気は甘美な思い出となり、半導体も電化製品も、自動車でさえも中国、韓国、マレーシアにおびやかされはじめた。新世紀の夜明け、不良債権の処理はいっこうに進まず、食肉類偽装表示の日常化は明るみに出、みずほファイナンシャルグループの不手際は大いに露呈して、管理威圧を緩められた日本人がどうなるかをよく世に示した。警察・検察の不祥事も相次ぎ、裁判官は安い金で素人の未成年を買い、その妻は伝言ダイヤルにと走った。

六月、日本の国債が二段階格下げられた。アフリカの中流国家程度の評価に転落し、いったい何をもってこのような非常識評価を下すのかと、日本人を驚愕させ、憤慨させた。日本人は、誰にも後ろ指さされぬ強固な道徳人としての自己の問題点に、まだかけらも気づけていない。

現在、国会に「人権擁護法案」と「個人情報保護法案」がかけられ、審議されている。施行されれば国民は、大きな報道被害や人権侵害に遭った際、法務省人権擁護局の外局として置かれた「人権委員会」に訴え出、審査を受ける権利を持つことになる。その結果によっては国家が、マスコミや当該団体と被害者との間に仲裁に入り、調停や勧告を行い、場合によっては事態の公表や、後者は罰則を行使することがあり得るとしている。

これが本書のようなケースを念頭においた反省のゆえであることは疑いがない。しかしこのように、国家が強権をもって民間に割って入るような発想は、世界には例がない。子供の喧嘩ではないので、どの国も民間が自主的にガイドラインを作り、自主規制の方法を模索、実践している。しかし日本という幼い国家においては、やはりおとなが、あるいは教師が、もしくは南部黒人奴隷社会における白人が、鞭を持って労働者間に分け入り、叱ってやる以外に方法はないらしい。

アメリカ軍は今年、「FORCE XXI OPERATIONS」ということを言い出し、軍の上意下達の命令体制を、近くいっさいやめると宣言した。最前線の兵士は命令を待つ必要はなく、自身の判断でミサイル発射の権限までを持つ。では上官の仕事は何かというと、各兵士のＰＣ端末に徹底的に情報をチャージし、敵に対する優位性を保つ態勢作りにある。

軍を含み、世界は急速にそちらに向かっている。テクノロジーの発達が、民の階級を希薄にしつつある。しかし日本人一般は未だに往復ビンタの旧軍型礼儀重視で、世界のこの変化に気づけていない。

三浦事件とは、旧軍型教育を敷衍して日本に肥大した、この種の勤務道、平等主義という道徳怪物が、三浦和義という平等を逸脱した不行儀者を成敗した事件であった。当時日本のもの作りは赫々たる戦果をあげつつあったのだから、この判断は正当至極と見えた。しかし追いつけ追い越せの素朴なキャッチアップの時代が去り、製造製品が高度化し、グローバル化の波が国内を洗いはじめると、途端に日本人が軽蔑していた軟弱体質の海外人が勝利を始めた。一方わが国内では、堰を切ったように完璧平等の嘘、徹底行儀がぬくぬくと育てた上位者型巨悪、道徳虚言の日常的な犯罪性が、次々に露呈を始めた。

問答無用のわが儒教道徳は、偉い政治家の巨大な利権特権を生み出し、幅の広い道徳観念を巧みに操れば、これを問答無用のアンタッチャブル・ゾーンとできていたことを、さすがに国民も知るようになった。これを壊し、組織の風通しを良くして無駄金を節約しようとするわが首相の構造改革は、当然ながら常識的、道徳的な抵抗勢力によって遅々として進まない。

こういうわが道徳の持つ犯罪体質は、昭和末の時代、たびたび露出しかけていた。しかしわれわれは、ひたむきな努力によってこれを繕い、見ないようにしてきた。細部はどうあれ、不行儀者三浦和義を虐待することが正義であり得たように、偉い者が偉い者でい続けることをやめさせようとする革新発想は、わが村人にとっては常に不謹慎であり得る。

三浦和義事件を引き起こしたわが正義は、このように今世紀も健在である。年間三万人の自殺者もまた、その多くはわが道徳の非人情の犠牲者と想像される。そしてこの誤りを整然と指摘できる人材は、残念ながらまだネイティヴのうちには育っていない。

しかし今、とりあえずひとつすんだ。三浦糾弾が誤りであったと日本人が認めるのは遠い未来のことにしても、その後進国型道徳が、そろそろ時代に合わなくなっていると控え目につぶやく人も、少数程度出はじめてはいないか。ともかくわれわれは、どのようなかたちにせよこの事件を胸に刻み、前に進まなくてはならない。

（本稿は、『三浦和義事件』（角川文庫）に収録された）

精神障害者による事件をどう理解すればよいか？

岩波　明

犯罪の統計データとは必ずしも一致しないが、ここ数年凶悪な殺人事件が増えているように感じられる。その中でも、動機や理由の判然としない、あるいは些細なきっかけに基づく残酷な事件が増加しているという印象を持つ人は少なくないことだろう。最近では、二〇〇五年の夏に起きた一六歳の少女によるタリウムを用いた母親の毒殺未遂事件や、二〇〇六年二月に二人の幼稚園児を殺害した滋賀県の女性の事件などが思い出される。

こうした事件と精神障害はどのように関係しているのか。一般的な知見を述べれば、犯罪と精神障害の関係は以下のようになる。精神障害者が犯罪を犯す確率は犯罪全体でみると一般人口における確率よりかなり低いが、殺人など一部の凶悪犯罪に限れば一般人口よりもむしろ高い。この傾向は、諸外国でも変わらない。犯罪と関係する精神障害は、主に以下の三つのカテゴリに分類できる。つまり、統合失調症（精神分裂病）、精神病質（人格障害、あるいはサイコパス）と薬物関連疾患である。この中で一番理解しやすいのは薬物関連疾患による犯罪である。これはアルコール、あるいは覚せい剤などの薬物の急性あるいは慢性の中毒により精神障害をきたし、その結果犯罪を引き起こすものだ。

これに対し統合失調症による犯罪は、通常の感覚では理解が困難なある種の「異物」と言ってもいいかもしれない。かつて統合失調症は人格が荒廃する病として差別の対象になったが、現在では薬物療法の進歩によって、その予後は過去の時代より格段に改善している。ほとんどの統合失調症患者は社会の一隅で静かに暮らす温和な人々だが、時に彼らは説明の出来ない事件を起こしてしまう。その原因の一つとしてあげられるのが、幻覚や妄想などの病的体験である。患者の幻覚はしばしば脅迫的な内容となり、その存在を脅かす。これに被害妄想が重なり窮地に陥った患者は、自己の生存のために空想上の「敵」に逆襲しようとする。これが統合失調症の犯罪でよくみられるパターンである。したがって第三者には、犯行は突発的で不連続な出来事としか思えず、理解不能な事態に困惑するばかりとなる。

私たちは犯罪をはっきりとした原因と結果があるものとして理解しようとする傾向がある。つまり凶悪な事件を起こすには、犯人にそれなりの理由があったり、元来の凶悪な素質があるに違いないと考えるわけである。しかしこうした「事件の文脈」をたどることは、統合失調症の犯罪を考えるときは無意味なことが多い。犯人と被害者との関係は現実のものではなく、犯人の頭の中だけで構築された架空なものに過ぎないことも多いからだ。滋賀県の幼稚園児の殺人はおそらくこのようなタイプの事件であったと思われる。

精神病質の犯罪が統合失調症と異なる点は、犯罪そのものに「快楽」を見出している点である。殺人それ自体を快楽とした事件として、古くはフランスの貴族ジル・ド・レの大量殺人が知られている。「青ひげ」とも呼ばれたジルは数百人の少年を文字通りなぶり殺した。わが国において司法的には、統合失調症と異なり精神病質の患者には責任能力が備わっているとされている。重罪を犯しても多くの統合失調症患者は減刑されるが、精神病質の場合は一般の被告と同じ扱いになる。しかし統合失調症と精神病質は明確に分離できるかというとそうでもない。両者の間には重なり合う部分も多く、両方の疾患の特徴を持つ「類破瓜病」という病も知られている。精神科の臨床医としては、単純な二分法には疑問を感じることが多い。

最近の事件として、川崎市の小三転落死事件は記憶に新しい。容疑者の男性は普通の会社員として勤務をし家庭も持っていたということから、無差別殺人を行う動機に理解できないものがある。この「理解のしずらさ」は精神障害と関連がある可能性が大きいと思われる。容疑者の男性はうつ病の治療歴があり希死念慮があったと報道されている。通常うつ病では犯罪傾向はみられないが、その中でも幻覚・妄想などを伴う「精神病性うつ病」であったかもしれない。あるいはまれではあるが、この年齢で統合失調症が発症する場合も皆無ではない。このような理解しがたい事件の真相を私たちはぜひ知りたいと願うが、被疑者が精神障害者であることが明確になると、報道自体が自粛してしまう現状は非常に残念である。精神障害者の犯罪についても、被疑者の人権に配慮しつつ、正しい知識に基づいて偏見なく理解するためには、現在より詳細な報道がなされることを期待してやまない。

（本稿は東京新聞二〇〇六年四月二四日夕刊に掲載された）

精神障害と犯罪

精神医学とジャーナリズムのクロストーク

二〇〇八年三月十一日　第一刷発行

［編　者］岩波明
［発行者］南雲一範
［装丁者］奥定泰之
［発行所］株式会社南雲堂
東京都新宿区山吹町三六一　郵便番号一六二―〇八〇一
電話番号（〇三）三二六八―二三八四
ファクシミリ（〇三）三二六〇―五四二五
URL http://www.nanun-do.co.jp
振替口座　東京〇〇一六〇―〇―四六八六三
［印刷所］日本ハイコム株式会社
［製本所］株式会社若林製本工場

ISBN 978-4-523-26474-3 C0036
Printed in Japan

カバーイラスト◉石塚桜子